Manfred Köhnlechner · Mutter ist der beste Arzt

Manfred Köhnlechner

Mutter ist der beste Arzt

Bewährte Hausmittel

Unter Mitarbeit von
Ilse Valerie Lummert

Herbig
Gesundheitsratgeber

Umschlag: Wolfgang Heinzel
Satz: IBV Satz- und Datentechnik GmbH, Berlin
Gesetzt aus: 11/13 p Optima auf System Linotype 202
Druck: Jos. C. Huber KG, Dießen
Binden: Thomas-Buchbinderei, Augsburg
Printed in Germany
ISBN 3-7766-1625-3

Leitspruch meiner Mutter:

»Gesund denken – gesund fühlen«

Inhalt

Liebe Leser

Dies ist kein Sachbuch und kein Gesundheitslexikon, sondern ein Buch für den alltäglichen Gebrauch – mit erprobten Ratschlägen und Hausrezepturen meiner Mutter, die in meinem Elternhaus praktiziert wurden. Und die sich inzwischen auch bei meinen Patienten oftmals als hilfreiche, unterstützende Medikation bewährt haben. Es ist also, so möchte ich sagen, ein Kursbuch zum Gesunderhalten rund um die 365 Tage eines Jahres.
Meiner Mutter ging es im wesentlichen immer darum, uns gesund zu wissen.
»Euch muß man zur Gesundheit erziehen«, sagte sie.
Damit meinte sie Vater und mich. Wir ließen es zu. Auflehnen hätte sowieso keinen Zweck gehabt. Und wir profitierten ja davon. Allein, daß es in unserem Freundeskreis gesunde Hundertjährige gab, die sich auch immer wieder Rat holten bei meiner Mutter, beweist, daß ein langes Leben in Gesundheit durchaus möglich ist.
Ich habe die Ausführungen meiner Mutter bewußt kurz gefaßt. Man will heute schnell informiert sein. Sie brauchen dieses Büchlein also nicht von Anfang bis Ende zu lesen; sie können es irgendwo aufschlagen und finden einen Tip. Oder Sie suchen im Inhaltsverzeichnis und finden die Ratschläge, die Sie brauchen.
Ich erinnere mich, daß meine Mutter den Standpunkt vertrat: »Wer sich nicht leisten kann, etwas für seine Gesundheit zu tun, der muß sich Zeit leisten für seine Krankheiten.« Da ist was Wahres dran. Nur: Zeit ist dabei nicht alles. Es muß auch Wissen dazukommen, Wissen und In-

formation über heilkundliche Methoden, die sich meist über Generationen hinweg bewährt haben. Dieses Wissen macht unser Handeln sinnvoll. Und für das Handeln belohnen wir uns selbst: mit Gesundheit.
Unsere Vorfahren nutzten alle vier Elemente. Wir tun es heute noch:
– Wir nutzen die Luft durch Luftbäder, Inhalationen und Atemtherapie;
– wir nutzen das Wasser durch Bäder, Heil- und Kneippkuren, durch feuchte Wickel und Umschläge;
– wir nutzen das Feuer, zumindest indirekt, durch seine Wärme, die vor allem Linderung bringt bei rheumatischen Beschwerden;
– und wir nutzen die Erde durch Lehm- und Fangopakkungen, Badezusätze. Durch die Heilerde von innen. Und natürlich nutzen wir auch, was die Erde hervorbringt: die pflanzlichen und mineralischen Heilmittel.
Übrigens: Die Erkenntnis über den Wert dieser »biologischen« Heilmittel steigt heute mit jedem Tag, der uns noch stärker mit Zivilisationsbelastungen konfrontiert.
Man ist oft versucht, geringste Schmerzen, banale Infekte, kleinste Verschnupfungen mit chemischen Medikamenten radikal und schnellstens zu unterdrücken. Für Arzt und Patient scheint es gleichermaßen bequem, weil meist auch keine Nebenwirkungen erkennbar sind. Aber: Häufig gibt es Nebenwirkungen, nur daß sie eben schleichend sind und sich erst nach Jahren bemerkbar machen können.
Ich möchte nicht so verstanden werden, als könne man ausschließlich mit Naturheilmitteln irgendeiner modernen medizinischen Behandlungsmethode Konkurrenz machen. Das wäre ein wenig lächerlich und verantwortungslos. Aber es gibt immer mehr Mediziner, die mir zustimmen, wenn ich dafür plädiere, bei den kleinen Leiden und

Beschwerden des Alltags, bei den chronischen Übelkeiten, zunächst einmal bewährte alte Hausmittel einzusetzen.
Legen Sie also das Buch in Ihre Hausapotheke. Sehen Sie es als praktische Hilfe an für die alltäglichen Unpäßlichkeiten. Mutters Ratschläge sind geeignet für den, der noch gesund ist, der weniger anfällig werden möchte für Krankheiten, und auch für den, der krank ist.
»Was den Gesunden gesund erhält, macht auch den Kranken wieder gesund.« Ein Ausspruch des Hippokrates, den meine Mutter zu einem der ihren machte.
Ich habe früher oft mit ihr über das Thema »Gesundheit/Krankheit« gesprochen, gestritten, diskutiert. Die Gespräche gipfelten in der Erkenntnis: »Mit der Natur leben, aber nicht gegen sie.«
Vielleicht waren diese Gespräche erster unbewußter Anlaß, mich späterhin mit all den Möglichkeiten der Naturheilmedizin zu befassen, mich schließlich ganz auf sie zu konzentrieren.
Sie merken schon: Dies soll kein »passives« Buch sein. Möge es für Sie ein »aktives« Buch werden! Mögen die Hausmittel und Ratschläge meiner Mutter Sie aktivieren, gesund zu bleiben. Oder schneller wieder gesund zu werden.
Wenn dadurch nur einem einzigen kranken Menschen auf natürliche Weise geholfen wird, hat dieses Buch seine Aufgabe schon erfüllt.

Ihr Manfred Köhnlechner

Bewährte Hausmittel

Apfel – konkurrenzlos gesund

Es gibt eine Obstsorte, die ich für konkurrenzlos halte, auch im Vergleich mit exotischen Früchten: Ich meine den Apfel.

Aufgrund seines hohen gesundheitlichen Wertes, seiner langen Lagerfähigkeit und der vielseitigen Verwendbarkeit spielte der Apfel früher eine wesentlich größere Rolle in der Ernährung als heutzutage. Meine Mutter konnte alljährlich auf die eigene Ernte zurückgreifen. Das ganze Jahr über war die Familie mit Äpfeln versorgt – und der Apfel war unverzichtbarer Bestandteil meiner Schulbrotzeit. Meine Mutter vertrat die Ansicht, daß man sich durch regelmäßigen Apfelgenuß Krankheiten – und damit den Doktor! – vom Halse halten konnte.

Schon im Altertum war der hohe Heilwert des Apfels bekannt, und Karl der Große ordnete um das Jahr 88 n. Chr. die Pflanzung von Apfelbäumen an. Das hat sich gelohnt: Inzwischen kennt man weit über 10000 Apfelsorten.

Im Apfel, einem basenüberschüssigen Nahrungsmittel, ist beispielsweise reichlich Pektin enthalten, eine Substanz, die den Cholesterinspiegel senkt. Das Pektin im Fruchtfleisch des Apfels wirkt im Darm wie ein Schwamm: Es saugt die giftigen Darmprodukte auf und hemmt das Wachstum der schädlichen Bakterien. Dazu kommen als »gehaltvolle« Inhaltsstoffe noch die Vitamine A, B und C; außerdem Phosphor für die Muskeln, Kalzium für die Zahn- und Knochenbildung, Eisen fürs Blut und Magnesium fürs Herz.

Vor allem enthält der Apfel Kalium. Ohne diesen Mineral-

stoff können die Körperzellen nicht »atmen«. Er transportiert den Sauerstoff zu den Zellen. Zu wenig Kalium im Körper bewirkt Schwindelanfälle, Müdigkeit, Herzrhythmusstörungen; der Mensch wird anfälliger für Erkältungen und Rheuma. Apropos Erkältungen: Hier wußte Mutter vorzubeugen mit warmem Apfelessig – einem alten Hausmittel – dem Honig und Zitrone beigegeben wurden.
In unserem Haushalt war es auch üblich, zur Erntezeit immer ein größeres Quantum **Apfelsaft** selbst herzustellen. Ich plädiere heute noch für den guten alten Apfelsaft, der für unsere Kinder gesünder und bekömmlicher ist als beispielsweise koffeinhaltige Limonaden. Und natürlich bin ich – aus Erfahrung – für den täglichen Apfel. Der sollte immer mit der Schale gegessen werden, da in der Schale sechsmal so viel Vitamin C enthalten ist wie in der Frucht. (Vorher mit warmem Wasser gründlich abbürsten.)
Reichlich Apfelgenuß wird übrigens auch empfohlen bei Arterienverkalkung, Gicht und frühzeitig beginnenden Alterskrankheiten.
Außerdem kenne ich kaum ein besseres und natürlicheres **Stuhlregulierungsmittel** als den Apfel. Bei **Stuhlverstopfung** morgens nüchtern, roh ein bis zwei Äpfel langsam und sorgfältig kauen – je feiner der Apfel gekaut wird, um so leichter ist er verdaulich. Äpfel niemals zu rasch essen! Es kann zu Sodbrennen und Magendrücken kommen.
Ebenso wirkungsvoll hilft der Apfel bei **Durchfall**. Frisch geschabte Äpfel als alleinige Nahrung – auch über ein bis zwei Tage hinweg – sind ein vorzügliches Mittel gegen Darmkatarrh. Dabei sind Zucker und alle Flüssigkeiten streng zu meiden. Nur so wirkt der Apfel dämmend, ausgleichend, harntreibend, umstimmend auf die Magen- und Darmbewegung.

Arthrose – Gelatine hilft

»Arthrose kriegt man nicht nur im Alter, sondern schon in jungen Jahren – durch falsches Essen oder Übergewicht«, pflegte Mutter zu sagen, die – ebenso wie mein Vater – bis ins hohe Alter nicht arthrosegeschädigt war.

Was ist Arthrose? Die Knorpel in den Gelenken werden abgenutzt, hauptsächlich im Hüftgelenk, aber auch an Knien, Ellbogen oder Schultern. Jede Bewegung tut weh, das Gelenk kann steif werden.

Klar ist, daß zuviel Pfunde die Gelenke zu stark belasten, die Knorpel regelrecht zerreiben.

Mutter fing bei der Ernährung an: Es gab bei uns immer reichlich Gemüse, auch Kartoffeln, und meist nur einmal in der Woche Fleisch. Das war der Sonntagsbraten. Für den Hunger zwischendurch gab's das Obst der Jahreszeit: Äpfel, Birnen, Steinobst und Beeren. Kein Wunder: Damit setzten wir kein Übergewicht an. Sollten Sie »arthrosegefährdet« sein: Also erstmal abnehmen!

Hilfreich und vorbeugend sind auch Radfahren und (Rükken-)Schwimmen. Wie meine Eltern, bin ich sicher zeit meines Lebens mehr geradelt als Autogefahren.

Und: Meine Mutter hielt viel von **Gelatine**. Bis ins hohe Alter nahm sie täglich einen Teelöffel dieses Granulats, früher in Dickmilch, später in Joghurt hineingerührt. Man kann das Gelatine-Granulat auch in warmem Wasser trinken – aber nicht quellen lassen.

Gegen Schmerzen hilft Wärme: Heizkissen oder einen Heublumensack auf die schmerzenden Stellen legen.

Was man heute noch für Therapien anwendet

Hilfreich sind Rheumatees, wie zum Beispiel Teufelskralletee, die nach alter Säftetheorie eine Entschlackung des Organismus über Galle, Niere und Darm bewerkstelligen.
Größere Bedeutung hat die lokale Therapie, nämlich Procain-Injektionen in und an das Gelenk. Allerdings sind je nach Schwere der Erkrankung mehrere Injektionen (Neuraltherapie nach Huneke) erforderlich.
Auch die Akupunktur erbringt in vielen Fällen ein günstiges Behandlungsergebnis.
In allen Fällen hilfreich ist Vitamin E, weil es heute in der Nahrung (Spinat, Eier, Hafer und Weizenkeime, Sojabohnen, Vollkornprodukte) kaum in notwendigen Mengen aufgenommen wird. Es wird empfohlen, zusätzlich 200 Einheiten Vitamin E täglich einzunehmen, weil es nachweislich die Durchblutung der Gefäße fördert.

Asthmakrank – Kampfer, Salz und Salbei helfen

Etwa drei Millionen Menschen leiden bei uns an Asthma und/oder Bronchitis. Mitunter ist das anlagebedingt, häufig aber ist unser feucht-warmes oder neblig-kaltes Wetter im Winterhalbjahr daran schuld. Da hilft nur Abhärten, die Abwehrkräfte stärken.
Beginnen Sie den Tag mit heiß-kalter Wechseldusche, das mobilisiert den Kreislauf. Machen Sie an der frischen Luft Atemübungen, das versorgt die Lunge und damit unser Blut mit ausreichend Sauerstoff.
Auch hier gilt: Essen Sie Nahrungsmittel, die reich sind an Vitaminen und Mineralstoffen und Spurenelementen – sie stärken die Abwehrkräfte.
Mutter empfahl bei Asthma ihre probaten Hilfsmittel: Erst einmal Salzdämpfe: Eine Handvoll Kochsalz oder Emser Salz ins kochende Wasser geben, die Dämpfe drei Minuten einatmen. Das desinfiziert die Atemwege, tötet Krankheitserreger und löst den zähen Schleim. Asthmakranken Freunden empfahl sie außerdem, jeden Abend eine Tasse Salbeitee zu trinken. Pfarrer Kneipp riet noch ein übriges: nach auskurierter Grippe solle man täglich ein bis zwei Tassen warmen Salbeitee trinken, um Leber und Nieren bei ihrer Entgiftungsarbeit zu unterstützen.
Asthmakranken helfen auch Kampferpräparate; Mutter wußte, daß einige Tropfen Kampferöl, auf ein Stück Zukker genommen, krampfstillend wirken.
Mutter schwor in der kalten Jahreszeit auf Tee.
Vorbeugend gegen Erkältungen und Bronchitis gab es bei den ersten Anzeichen einen Tee, der zu gleichen Teilen

aus Schafgarbe, Brennessel und Spitzwegerich gemischt wurde: In 1/4 l kochendes Wasser kamen zwei Teelöffel davon. Dreimal täglich mußte das Gebräu getrunken werden. So blieb es meist bei den »ersten Anzeichen«.

Atmen – Leben mit der Luft

Atmen und leben ist eins. Sie atmen, also leben Sie. Ohne Atmung ist kein Leben möglich. Und: Atmung ist der einzige lebenswichtige Vorgang, den wir steuern können – sie funktioniert zwar automatisch, läßt sich aber auch willkürlich handhaben.

Geschrieben habe ich das schon einmal, »gelernt« habe ich es von meiner Mutter. Dieses bewußte Atmen...

»Erst mal tief durchatmen«, hieß es, wenn man erregt, echauffiert oder ganz einfach »durcheinander« war.

Natürlich hatte Mutter recht. Wissen Sie eigentlich, wie viele Funktionen von Organen mittelbar und unmittelbar an der Atmung beteiligt sind? Erst einmal erfolgt das Atmen durch rhythmische Erweiterung und Verengung des Brustraums. Beteiligt daran sind auch Wirbelsäule, Schultergürtel und die Muskulatur an Hals, Bauch und Becken. Wenn man richtig atmet.

Ohne es zu wissen, atmen viele Menschen falsch. Eine oberflächliche Atmung aber führt zwangsweise zu einer Einbuße an Kraft, an Vitalität. Eine zu flache Atmung beispielsweise verschlechtert die Säureverhältnisse im Blut, den Mineralstoffwechsel und den Spannungszustand in den Muskeln.

Richtiges Atmen dagegen bedeutet immer eine Steigerung der Lebenskraft.

Schon die Ärzte des Altertums haben die Atmung als »Medikament« eingesetzt zur Behandlung von Krankheiten und Beschwerden. Oder ganz einfach zur Vorbeugung, zur Stärkung der Gesundheit.

Die frühen Ärzte des alten China wurden von den Patienten nur bezahlt, solange diese gesund blieben... im Krankheitsfall hörte die Bezahlung auf. Und die Atemtherapie gehörte dort seit Jahrtausenden zur Behandlungsgrundlage.
Geachtet wurde – neben vielen Atmungstechniken – besonders auf tiefe, lange Atemzüge.
Also auf bewußtes Ein- und Ausatmen. Etwa vier bis fünf Sekunden lang.
Es lohnt also auch heute, bewußtes Atmen zu trainieren...

Bad – Jungbrunnen für die Haut

Vater und ich bevorzugten früher zu Hause immer die Dusche. Mutter liebte das Bad in der Wanne – es brachte ihr Entspannung, Gesundheit, Wohlbefinden...

»Nach einem Bad«, sagte sie, »fühle ich mich wie neugeboren.«

Sie hatte deren drei, die sie je nach Laune oder Gesundheitszustand nahm:

– das Öl-Bad,
– das Milch-Honig-Bad und
– das Heublumenbad.

Da meine Mutter eine sehr trockene Haut hatte, bevorzugte sie das **Ölbad:** Eine Tasse Öl – Pflanzenöl oder Sesamöl – wurde mit einigen Tropfen ihres Kölnischwassers oder mit etwas Lavendelöl vermischt und unter das laufende Badewasser gegeben.

Zum **Milch-Honig-Bad** verwendete Mutter meistens Buttermilch. Buttermilch hat einen hohen Gehalt an Eiweiß, Proteinen, Calcium und Milchsäure. Die in ihr enthaltenen Enzyme sind verantwortlich für glatte, straffe Haut und vitalisieren den Stoffwechsel, und die Wirkung des »Allheilmittels Honig« mit seinen vielen Vitaminen und Mineralstoffen kennt sowieso jeder.

500 g Buttermilch wurden mit drei bis vier Eßlöffeln Honig verrührt und langsam ins laufende Badewasser geschüttet. Mit den Händen wurde dieses Bad noch eine Weile durcheinandergerührt, bis man hineinstieg.

Als »Nerven- und Gesundheitsbad« nahm sie hin und wieder ein **Heublumenbad:** Es half gleichermaßen bei begin-

nenden Erkältungskrankheiten – also Schnupfen, Halsweh, Heiserkeit und Husten –, war aber gleichzeitig ein Stärkungsbad, das die Widerstandskräfte des Körpers ankurbelte und den Blutkreislauf aktivierte.
Es half gleichermaßen bei rheumatischen Erkrankungen, beispielsweise auch bei einem Hexenschuß oder Ischias.
Wir würden heute sagen, es ist **das** Allround-Bad. Zwei Pfund frisches Heu (heute kann man den Extrakt auch in Apotheken kaufen) wurden kalt angesetzt, dann 20 Minuten lang gekocht, in ein Säckchen gegeben und unter den Strahl des warmen Badewassers gehängt.
Zum Entspannen in der Badewanne pflegte meine Mutter zu sagen: »Man vergißt dabei die Sorgen, die echten sowohl wie die eingebildeten.«

Bewegung – fit ohne Zwang

Körperliche Bewegung verbrennt Kalorien, baut Fett ab, stärkt und strafft die Muskeln. Mangelnde Bewegung hingegen, und fast jeder zweite Patient leidet heute unter Bewegungsmangel, bedeutet:

- die Muskeln werden schlapp, büßen ihre Spannkraft ein
- die Gefäße werden spröde
- Herz und Lungen verlieren an Funktionstüchtigkeit
- der Organismus erschlafft, wird träge.

Bewegungsmangel ist in meinen Augen eine Art »unterlassener Hilfeleistung« für unsere Gesundheit!

Zahlreiche Untersuchungen haben bewiesen: Wer regelmäßig »Ausdauer-Sportarten« wie Laufen, Schwimmen oder Radfahren betreibt, steigert nicht nur seine Abwehrkräfte, sondern:

- auch das Herz wird gekräftigt, es pumpt mehr Blut durch den Körper;
- die Nahrung wird rascher verbrannt und verarbeitet, wenn man aktiv ist;
- der Stoffwechsel wird angekurbelt; man verliert so im Laufe der Zeit auch überflüssige Pfunde, ohne strapaziöse Diäten;
- nicht zuletzt pumpt die Lunge mehr Sauerstoff durch den Körper, ihre Kapazität steigert sich;
- auch die Nerven beruhigen sich, und meist kann man auch wieder besser schlafen.

Spazierengehen oder zügiges Wandern bei jedem Wetter – das war bei meinen Eltern ein tägliches »Muß«. Und wenn es nur eine halbe Stunde war. Da war Mutter

eisern. Sie pflegte zu sagen: »Es tut gut und kostet nichts.«
Auch Gymnastik schadet nicht. Nur sollten Sie sich kein zu umfangreiches Trainingsprogramm zusammenstellen – man hält es meist doch nicht durch; machen Sie lieber täglich und **regelmäßig** einige durchdachte Übungen, die auf Ihre ›schwachen‹ Punkte zielen – es muß Spaß machen, Sie müssen danach zufrieden sein, es darf nicht in Streß ausarten.
Bewegung, Sport, Gymnastik – tun Sie's. Man fühlt sich frischer und freier. Und man bleibt jünger, vitaler. Alt-werden heißt starr und unbeweglich werden. Wir zögern also das Älterwerden hinaus, wenn der Körper beweglich und anpassungsfähig bleibt. Und wir bleiben gesünder.
Genug Gründe, ab sofort ein tägliches Bewegungstraining zu beginnen ...

Bier – eines ist nicht zuviel

Wenn es ums Bier ging, hielt es meine Mutter mit Paracelsus, dem großen Arzt des Mittelalters, der der Meinung war, daß »Bier dem Körper Kraft verleihe, Bier, der heilsame Trank aus Hopfen und Malz, eine der sichersten Kuren sei«. Mutig neue Wege in der Medizin beschreitend, setzte Paracelsus warmes Bier erstmals als Medikament ein. Er vermischte es mit entsprechenden Kräutern, z. B. Wermut, und ließ den Patienten diese Mixtur trinken. Meist mit verblüffendem Erfolg. Die Patienten erholten sich rasch und fühlten sich gestärkt.

Auch Pfarrer Kneipp, der auf die Heilkraft des Wassers schwor, sah im Bier einen »Gesundheitssaft«. Er trank tagtäglich eine Maß, um sich fitzuhalten.

Hatten Freunde Beschwerden mit dem Kreislauf oder litten unter Appetitlosigkeit, empfahl meine Mutter ein tägliches Glas Bier. Kam mein Vater mal mit einem »Brummschädel« nach Hause oder hatte einen »Kater«, gab's ein Glas Weißbier: zum kräftigen Durchspülen der Nieren und Ausschwemmen der Giftstoffe. Der Hopfen, der auch den Schaum bildet, sorgt außerdem dafür, daß schädliche Keime abgetötet werden.

Mutter pries das Bier auch als echtes »Nerventonikum«, es beruhige die Nerven und verhelfe zum besseren Einschlafen. Sie selbst liebte diesen Schlaftrunk leicht angewärmt und tat noch einen Teelöffel Honig hinein.

Heute wissen wir, daß Bier arm ist an Kochsalz, aber reich an Eiweiß und Phosphorsäure, Mineralstoffen und Vitami-

nen der B-Gruppe. Besonders die Weizenbierhefe hat einen hohen Anteil an Vitamin B_2.
Heute setzt man Bier auch in manchen Kliniken als Beruhigungsmittel nach Operationen ein. Ältere Patienten bekommen vor Magenoperationen oftmals Bier, um die Säureproduktion anzuregen und eine antiseptische Wirkung im Magen auszulösen.
Wissenschaftliche Untersuchungen haben inzwischen bestätigt, daß Bier die Harnausscheidung, die Magensaft- und Gallensaftproduktion anregt und – was auch alte Hausärzte und weiland der große Vorfahr Paracelsus schon wußten – Bier, vernünftig konsumiert, ein rundum gesundes Nahrungsmittel ist!

Blasenentzündung – eine Teekur hilft

Der beste Rat meiner Mutter zu diesem Thema gilt auch noch heute: »Im Winter untenrum warm anziehen.«
Wärme hilft bei Kälte. Und gerade bei diesem überaus empfindlichen Organ. Es liegt am weiblichen Körperbau, daß die Blasenentzündung eine ausgesprochen weibliche Krankheit ist. Während die männliche Harnröhre 15–20 cm lang ist, mißt die der Frau nur knappe 4 cm. So können Bakterien durch die Scheide leichter in die Blase dringen.
Meine Mutter schwor bei dieser Entzündung auf eine **Teekur**. Sie soll die Bakterien rasch und vollständig aus der Blase schwemmen. Nur wer viel trinkt, wird die Schmerzen los. Am besten lassen Sie sich eine Teemischung aus **Bärentrauben- und Birkenblättern** zusammenstellen und trinken davon drei Tage am Vormittag alle halbe Stunde eine Tasse.
Lindernd wirkt auch ein **Zinnkrauttee:** Auf einen halben Liter Wasser drei Teelöffel Zinnkraut, davon täglich dreimal eine Tasse trinken.
Nachmittags sollten Sie bei diesen Teekuren viel kohlensäurearmes Mineralwasser trinken.
Was noch hilft: Warme Wickel lindern die Krämpfe, ebenso eine Kartoffelpackung – ein uraltes Hausmittel, das noch von Mutters Mutter stammt. Dabei wird ein Pfund frisch gekochte Pellkartoffeln breiig in einem Küchentuch zerdrückt, die sehr warme Packung dann auf den Unterleib gelegt, bis die Schmerzen nachlassen. Hilfreich sind auch warme Vollbäder, Sitzbäder vor allem, mit Zusätzen von Zinnkraut und Kamille.

Was man heute noch für Therapien anwendet

Empfehlenswert ist es, schon morgens den Harn »anzusäuern«, damit er die Bakterien vermehrt ausschwemmt. Ein Glas warmes Wasser mit einem Eßlöffel Obstessig oder Kartoffelessig anreichern, mit Honig süßen.
Ich empfehle außerdem Goldrutentee, weil die Saponine und Gerbstoffe der Goldrute entzündungshemmend wirken.
In vielen Fällen hilft die Neuraltherapie, das »unblutige Messer der Chirurgie«: Procain-Injektionen in die Kreuzbeingegend lindern Schmerzen und bekämpfen die Entzündung.
Ansonsten rate ich, viel Wasser zu trinken. Pro Tag sollten es in diesem Fall 2–3 Liter sein. Denn: Urin, vor allem konzentrierter Urin, fördert das Wachstum der Bakterien. Je mehr man trinkt, desto mehr wird der Urin in der Blase verdünnt.

Blutdruck – zu hoch / zu niedrig

Beim einen ist er zu niedrig – beim andern ist er zu hoch. Heute weiß es jeder: Der Blutdruck schwankt. So oder so wird der Körper damit belastet.
Wenn der Blutdruck zu hoch ist, sind alle gefährdet, die ständig unter Leistungsdruck stehen oder zu dick sind oder sich zuwenig bewegen, zuviel rauchen.
»Bluthochdruck«, sagen die Ärzte, »ist der heimliche Mörder Nummer eins in unserm Wohlfahrtsstaat.« Er kann zu Schlaganfall führen, zu Herzinfarkt, zu chronischer Nierenentzündung – alles nicht erstrebenswert und häufig vermeidbar.
Mein erster Ratschlag: Lassen Sie mindestens einmal im Monat, besser noch öfters, und zu verschiedenen Tageszeiten, Ihren Blutdruck kontrollieren. Lassen Sie hin und wieder auch die Fließgeschwindigkeit Ihres Blutes testen. Man nennt das den »Hämatokrit-Wert« bestimmen.
Zweiter Ratschlag: Risikofaktoren abbauen; also weniger rauchen, auf die Ernährung achten und Alkohol reduzieren. Außerdem mehr Bewegung, mehr auf die schlanke Linie achten sowie den Cholesterinspiegel senken. Essen Sie täglich zwei Äpfel – das ist zu schaffen. Die lassen nämlich den Cholesterinspiegel im Blut sinken.
Dritter Ratschlag: Essen Sie möglichst salzarm. Salz enthält Natrium, das den Blutdruck hochtreibt.
Würzen Sie lieber mit Kräutern.
Da sind wir schon bei den mütterlichen Ratschlägen. Denn hohen Blutdruck hatte man früher auch. Meine Mutter schwor auf **Misteltee,** morgens, mittags, abends eine

Tasse. Auch schwarzer Tee, zwei bis drei Tassen täglich, sei nützlich, meinte sie.
Heute empfiehlt man den **Mate-Tee,** das Nationalgetränk der Südamerikaner, der entschlackt und entwässert, die Verbrennung der Kalorien unterstützt und damit dem Übergewicht wirkungsvoll zu Leibe rückt. Wie alle wirksamen Mittel hat er einen eigenen Geschmack. Nicht jeder wird ihn mögen, aber er hilft!
Menschen mit niedrigem Blutdruck klagen meist über Müdigkeit, Kopfschmerzen, haben Schweißausbrüche, kalte Hände und Füße.
Für den Arzt ist es meist einfacher, zu hohen Blutdruck zu senken, als zu niedrigen dauerhaft zu erhöhen. Auch die berühmten 20 Kniebeugen jagen den Blutdruck nur für kurze Zeit in die Höhe, dann sackt er wieder ab. Was kann man tun?
Wechselduschen am Morgen aktivieren den Kreislauf, lassen das Blut schneller pulsieren. Mutter gab in die Tasse Kaffee morgens eine Prise Salz oder schwor auf eine mit Salz gewürzte **Fleischbrühe**. Für Teetrinker mit zu niedrigem Blutdruck empfahl sie **Weißdorn**- oder **Rosmarintee**.

Blutreinigung – hin und wieder

»Einmal im Jahr«, sagte meine Mutter, »muß das Blut gereinigt werden.« Dann trank die ganze Familie vier Wochen lang morgens und abends zwei Tassen Tee aus Brennessel- und Löwenzahnblättern.

Mutters Rezept: Vier gehäufte Teelöffel getrocknete und kleingerebelte Brennessel- und Löwenzahnblätter werden mit einem halben Liter kochendem Wasser übergossen und fünf Minuten aufgekocht, zehn Minuten stehengelassen und abgeseiht. Den Tee mit Honig süßen.

In diesem Tee hatte Mutter die beiden wertvollsten und vielseitigsten Heilpflanzen zusammengestellt:

Die **Brennessel** mit ihrem hohen Gehalt an Vitamin A, C, an Chlorophyll, Eisen, Magnesium, Kalium, Kalzium und Kieselerde ist eine stark harntreibende Pflanze.

Der **Löwenzahn** hat Bitter- und Gerbstoffe, die das Blut reinigen, die Leber anregen und ebenfalls die Ausscheidung (der Giftstoffe) über Nieren und Haut fördern.

Nach so einer Brennessel-Löwenzahn-Kur verschwinden Mitesser und Pickel häufig in wenigen Tagen – nach einer möglichen Erstverschlimmerung, wie man heute weiß. Die Haut **reagiert**. Durch die Kieselsäure in der Brennessel wachsen Haare und Nägel schneller. Außerdem hilft der Tee gegen Muskelschmerzen, weil er Stoffwechselschlakken aus dem Gewebe schwemmt.

Ich empfehle diesen Tee allen, die an zuviel Harnsäure leiden: vor allem Gichtkranken und Übergewichtigen, die zuviel Blutfett haben und zu Bluthochdruck, Schlaganfall und Herzinfarkt neigen.

Brennesseln und Löwenzahn, die als Gemüse und Salat gegessen werden, kann sich heute noch jeder suchen.
Junge Brennesselblätter werden kleingeschnitten, kurz überbrüht und unter Spinat, anderes Gemüse oder Kopfsalat gemischt.
Löwenzahnsalat ist eine ebenso schmackhafte wie gesunde Vorspeise, die man vor allem im Frühjahr und Frühsommer mehrmals in der Woche essen sollte.

Brennessel – gut für Nägel und Haare

Die Brennessel, so erinnere ich mich, war aus dem »Gesundheitsprogramm« meiner Mutter nicht wegzudenken... Einmal im Frühjahr verwendete sie sie alljährlich zur Blutreinigung der ganzen Familie, und jeder mußte vier Wochen lang, morgens und abends, ein bis zwei Tassen Tee aus Brennesselblättern trinken.
Zwei Teelöffel feingeschnittenes Kraut gab man in eine Tasse heißes Wasser.
Dieser Tee reinigt das Blut, schwemmt Giftstoffe aus und wirkt stark harntreibend. Außerdem bringt die stuhlgangfördernde Wirkung der Brennessel den Darm auf Trab und hilft bei hartnäckiger Verstopfung.
Damit sind die Heilkräfte dieser Pflanze keineswegs erschöpft. Durch ihren Reichtum an Wirkstoffen, an Mineralstoffen, insbesondere an Kalium, Magnesium und Kieselsäure wirkt sie hilfreich und heilend auch nach Infektionskrankheiten und bei rheumatischen und gichtigen Beschwerden. Durch ihren Enzymgehalt wirkt sie regenerierend auf das Wachstum der Haare; auch bei Haarausfall hat sich oftmals die berühmte »Brennessel-Wirkung« bewiesen.
Rezept: 100 g kleingeschnittene Brennesselblätter mit 1/2 l Wasser und 1/2 l Obstessig kurz aufkochen – damit die Haare waschen. Eine intensive Kopfmassage anschließen. Dazu sollten Sie einige Tropfen Klettenwurzelöl verwenden.
Bei einer Gesundung der Nägel spielt wahrscheinlich der hohe Gehalt an Eisen und Calcium eine entscheidende

Rolle. In Verbindung natürlich mit dem Vitamin A, das ebenfalls reichlich in der Brennessel enthalten ist. Sowohl der Tee als auch der Extrakt/Preßsaft (Apotheke) wirken kräftigend und stärkend.
Noch ein Tip aus Mutters Küche: Wenn man Spinat oder auch grünen Blattsalat mit viel frischen jungen Brennesselblättern anreichert, erhält man nicht nur einen viel gehaltvolleren, sondern auch bekömmlicheren Salat beziehungsweise ein leichter verdauliches Gemüse. So eine »Mischung« ist durchaus geeignet, den Stoffwechselmüll zu beseitigen, der sich über den Winter im Körper angesammelt hat, aber auch die Körperkräfte durch die »Brennnessel-Vitaminbombe« wirksam aufzufrischen. Gleichzeitig kurbeln die Brennesselblätter im Frühjahr den Stoffwechsel an – so werden Sie mitunter problemlos einige überflüssige Pfunde los...
Um die Liste der Heilerfolge zu komplettieren, sei erwähnt, daß die Brennessel auch eine blutstillende Wirkung hat – sie vermag so in vielen Fällen eine zu starke Regelblutung zu normalisieren.

Buttermilch – unverzichtbar

Ein Getränk, auf das viele Generationen schworen und das sich in seiner Bekömmlichkeit und dem Reichtum seiner Inhaltsstoffe nicht verändert hat – fast ein Novum in der Geschichte der Nahrungsmittel.
Buttermilch ist ein »Energiespender«, ein »Muntermacher«; sie baut auf und – ab. Nämlich überflüssige Pfunde. Das ist eine angenehme Nebenwirkung. Vor allem ist sie einer unserer besten Lecithin-Lieferanten.
Mehr als dreimal soviel Lecithin wie in der Vollmilch und sechsmal soviel wie in der Magermilch ist in der Buttermilch enthalten! Außerdem ist sie reich an stoffwechselfördernden Vitaminen, besonders die der B-Gruppe (gut für die Nerven), an Mineralstoffen, vor allem Calcium, und hochwertigem Eiweiß.
Sie fragen: Wie entsteht Buttermilch? Bei der Verbutterung von Rahm erhält man einmal Butter, einmal Buttermilch. Während des Butterns wird der Rahm so stark bearbeitet, daß die Hüllen der Milchfetttröpfchen zerschlagen werden. Das Milchfett fließt aus und schließt sich zu Butterkörnern zusammen. Im wäßrigen Teil befindet sich nunmehr das wertvolle Milcheiweiß und die Mineralstoffe, vor allem Calcium. Diese Flüssigkeit ist die Buttermilch.
Mutter legte hin und wieder einen »Buttermilch-Tag« ein, der schönen glatten Haut wegen … Dann aß sie nur Quark und trank zu den Mahlzeiten Buttermilch, soviel sie wollte. Sie empfahl das besonders an heißen Sommertagen. Es belaste den Körper nicht und sei leicht bekömmlich.
Auch heute sei besonders älteren Menschen, die oftmals

die Säure von Fruchtsäften nicht vertragen, ein Buttermilch-Tag empfohlen. Mittags und abends sollte man 200 g Quark, Kefir oder Joghurt essen. Fettarm natürlich. Dazu gibt es Buttermilch, über den Tag verteilt. Das fördert die Verdauung. Es ist erwiesen, daß ältere Menschen, die normale Milch nicht gut vertragen, Buttermilch meist problemlos trinken können. Denn: Buttermilch ist mit speziellen Milchsäurebakterien gesäuert. Sie bewirken eine feinflockige Gerinnung des Milcheiweißes und bauen den Milchzucker zum Teil zu Milchsäure ab. Der Milchsäuregehalt in der Buttermilch führt im Darm zu einer höheren Säurekonzentration. Dadurch wird u. a. die Verdauung gefördert und eine gesunde Darmflora aufgebaut.
Darüber hinaus hat Buttermilch wenig Kalorien – ist also bestens geeignet für den täglichen Schönheitstrunk in jenen Jahren, in denen die meisten Frauen gegen eine Gewichtszunahme kämpfen.

Darmentgiftungstag – einmal im Monat

Es gab bei uns zu Hause auch einen sogenannten »Darmentgiftungstag«. Mutter ordnete ihn im Frühjahr an, wenn die Schlacken der eiweißreichen Winternahrung entfernt werden sollten. Aber er wurde auch eingelegt, wenn jemand Pickel oder andere Hautunreinheiten hatte.

Mein Vater machte bis zu seinem Tod – und er wurde über 90 Jahre alt – jeden Monat ein- bis zweimal seinen »Darmentgiftungstag«. Mutter war davon überzeugt, daß er ein wirksames Mittel gegen Arterienverkalkung und andere Alterskrankheiten ist.

Nahrungsmittel für diesen Tag war der Apfel.

Wie ich schon des öfteren ausgeführt habe, gehört der Apfel zu den basenüberschüssigen Nahrungsmitteln, es ist in ihm reichlich Pektin enthalten, das im Darm wie ein Schwamm wirkt: Pektin saugt die giftigen Schlacken und Giftstoffe auf und hemmt das Wachstum der schädlichen Bakterien.

Das Programm für den Tag sah in der Regel so aus:

Morgens: Frisch gepreßten Apfelsaft – mit dem Saft einer Zitrone – lauwarm und schluckweise trinken.

Vormittags: Ein bis zwei Äpfel roh mit der Schale essen.

Mittags: Apfelschalentee, gesüßt mit Honig, trinken. Soviel man will. Dazu ein Apfel geraspelt.

Nachmittags: Zwei bis drei Äpfel roh mit der Schale essen, gut und langsam kauen. Nach einer weiteren Stunde zwei Gläser Apfelsaft oder -most trinken.

Abends: Einen Teller lauwarmes Apfelmus, gesüßt mit

zwei bis drei Teelöffeln Honig, essen. Bei Durst noch einen Apfelschalentee trinken.
So ein Tag reinigt den Darm, entgiftet ihn, tut ihm gut. Vor allem, wenn man ihn regelmäßig macht. Mindestens ein- bis zweimal im Monat. Selbst Verdauungsbeschwerden bekommt man dadurch mitunter in den Griff – versuchen Sie es einmal.
Mein Vater lief bis ins hohe Alter noch zum Fußballplatz und zum Kegeln, war rüstig und – wie Mutter sagte: »auf dem Posten«.

Durchfall – nicht nur lästig

Wer ihn hat, leidet.

Auf alle Fälle kommt er ungewollt und überraschend.

Durchfall kann durch Ernährungsfehler, verdorbene Nahrungsmittel, Klimaverschiebung bei Reisen, Unverträglichkeit von Speisen und Getränken in fremden Ländern, aber auch durch seelische Erschütterungen ausgelöst werden.

Mutter schwor auf Kräutertees, Heidelbeeren und – Fasten. In leichteren Fällen war hin und wieder ein Zwieback erlaubt, das war aber auch alles.

Nach ein bis zwei Tassen Abführtee – damit der schädliche Darminhalt, von dem sich der Organismus ja durch die häufigen Entleerungen befreien will, restlos entfernt wird – gab's einen Tag lang, oder auch zwei, Tee aus Blutwurz, der »stopfend« wirkt und dem ein klein wenig Kochsalz beigegeben wurde.

Scharfe Getränke waren natürlich tabu.

Oder meine Mutter kochte einen Tee aus Bärentraubenblättern (heute fertig aus der Apotheke). Dieses Mittel, das auch als Infektionsbremse gilt, kannte man schon im Mittelalter. Dieser Tee wird grundsätzlich über Nacht kalt angesetzt, dann trinkt man vom Absud dreimal täglich eine Tasse.

Nach neueren Erkenntnissen helfen auch Tee und Tropfen aus dem Johanniskraut – das allerdings empfiehlt sich mehr als Langzeittherapie. Dazu – und auch bei der Einnahme von Holunderbeeren, die ebenfalls äußerst wirksam sind bei Durchfall und von denen man dreimal täg-

lich zehn Stück schlucken sollte – fragen Sie vorher Ihren Hausarzt oder Apotheker.
Wie gesagt, Mutter schwor auch auf getrocknete Heidelbeeren. Heidelbeeren enthalten u. a. Gerbstoffe, die adstringierende, das heißt zusammenziehende Eigenschaften besitzen und den Bakterien, die sich angesiedelt haben, praktisch den »Nährboden« entziehen.
Noch ein Hausmittel meiner Mutter hat meist – und vor allem bei Kindern – geholfen: das **Apfel-Fasten**.
Man bekam einen oder zwei Tage lang frisch geschabte Äpfel als alleinige Nahrung, ungesüßt natürlich. Zucker und Flüssigkeiten anderer Art waren an diesem Tag streng verboten. Weil die Äpfel nur so dämmend, ausgleichend und umstimmend auf Magen- und Darmbewegungen wirken.
Mit einem dieser Hausmittel bringen Sie die lästige »Allerweltskrankheit« sehr schnell wieder »ins Lot«.

Erde, die heilt

Die innerliche und äußerliche Anwendung von Erde – **Heilerde** – ist uralt. Meine Mutter hatte sie immer in der Hausapotheke.

»Erde heilt«, meinte sie lakonisch. Und recht hatte sie. Die Wirkung der Heilerde beruht vor allem auf ihrer Fähigkeit, Giftstoffe und Krankheitserreger zu binden. Man kennt auch die **Vulkanerde,** eine besondere Form der Heilerde, die gleichzeitig überschüssige Salzsäure bindet und deshalb ein probates Mittel gegen Sodbrennen ist.

Vor dem Frühstück auf nüchternen Magen und abends ein Eßlöffel Vulkanerde in einem Glas warmen Wassers auflösen und schluckweise trinken.

Außerdem ist Vulkanerde reich an lebenswichtigen Mineralstoffen und Spurenelementen, die im Magen aus der Erde herausgelöst werden und in den Blutkreislauf gelangen, wo sie eine Übersäuerung des Blutes verhindern.

Mutter verwandte die Erde auch bei Hals- und Zahnschmerzen, Zahnfleischentzündungen, chronischem Schnupfen, akuten und chronischen Magen- und Darmerkrankungen, die mit Gärungs- und Fäulnisprozessen im Darm einhergehen.

Vulkanerde, äußerlich als Fangopackung eingesetzt, gut gegen rheumatische Gelenkleiden, kennt heute jeder.

Übrigens: Wenn Sie unreine Haut oder Pickel haben, greifen Sie doch mal zur **Kieselerde**. Sie heilt die Haut von innen. Vier Wochen lang täglich dreimal einen Teelöffel davon in ein Glas Wasser geben und langsam schluckweise trinken. Danach haben Sie bestimmt eine gesündere, rei-

nere Haut. Man sagt der Kieselerde auch eine haarwuchsfördernde Wirkung nach. Das Silizium in der Kieselerde ist für die Gesundheit des Menschen unerläßlich; ein Mangel daran verzögert das Wachstum und schwächt das Bindegewebe.
Eine Reihe von Gründen, es doch mal mit Mutter Erde zu versuchen!

Essig macht fit

Als Mutter jung war, gab's noch keine Geschirrspül- und Waschmaschinen. Hausarbeit war Schwerarbeit. Viele Frauen klagten morgens schon über Müdigkeit, Kopfschmerzen und Schwindelanfälle. Mutter hatte ein einfaches Rezept dagegen. Es half auch Vater und vielen Bekannten bei der berüchtigten Herbst- und Frühjahrsmüdigkeit:

Jeden Morgen vor dem Frühstück zwei Eßlöffel Apfelessig auf ein Glas Wasser, mit einem Teelöffel Honig gesüßt, langsam austrinken. Schon nach 14 Tagen spürt man meist eine wohltuend aktive Wirkung.

Wenn Mutter mal ein paar Tage Diät lebte – was selten genug vorkam –, trank sie morgens und abends ein Glas warmes Wasser mit zwei Eßlöffeln Apfelessig. Das aktiviert die Fettverbrennung im Organismus und fördert die Verdauung; man wird schneller schlank, wenn man will.

Auch bei Halsschmerzen, Grippe und Angina gab es in meinem Elternhaus zusätzlich Apfelessig. Wir haben damit gegurgelt oder zwei Eßlöffel davon mit Honig und heißem Wasser gemischt, schluckweise getrunken. Das stärkt die Abwehrkräfte.

Apfel- oder Obstessig ist auch ein Schönheitsmittel. Schon in frühesten Zeiten kannte man Essigduschen, Essigspülungen und Essigbäder.

Mutter tat immer ein paar Spritzer ins Waschwasser oder eine Tasse voll ins Badewasser: Das durchblute die Haut besser, mache sie samtweich und rosig. Meine Mutter war der lebende Beweis für diese ihre These: Bis ins hohe Alter hatte sie eine glatte, rosige, fast faltenlose Haut.

Aktuelle Informationen

Wir wissen, daß die gesunde Haut eine milde Säure ausscheidet, die sie gegen Infektionen schützt. Jedesmal, wenn wir die Haare waschen, jedesmal, wenn wir das Gesicht abseifen oder baden, entfernen wir diesen Säuremantel und zerstören diese Schutzvorrichtung der Natur. Zahlreiche Haar- und Hautbeschwerden, einschließlich trockener, schuppiger Haut oder Kopfhaut, könnten durch die Erhaltung des natürlichen Säuremantels vermieden werden. Das läßt sich einfach dadurch erreichen, daß man beim Haarespülen, Waschen oder Baden ein wenig Apfel- oder Obstessig beigibt.

Fett – weniger ist mehr

Während des Krieges und auch in der Nachkriegszeit war Fett gar kein Thema. Denn zunächst bestand eine Art Nachholbedarf, nach den Jahren der rationierten Lebensmittel mit all den Mangelerscheinungen auf den Körper. Aus dem Nachholbedarf wurde oftmals Gewohnheit. Die Folge: Übergewicht mit all seinen vielfältigen Krankheitsfolgen.

Heute sollten Übergewichtige bedenken, daß 1 g Fett immerhin 9,3 Kalorien liefert und eine der bedeutendsten Energiequellen darstellt. Daher ist ein sparsameres Haushalten mit diesem Nährstoff dringend zu empfehlen. Fetthaltige Speisen bleiben außerdem länger »liegen«, da Fett langsamer verdaut und absorbiert wird als die anderen Nahrungsmittel.

Trotzdem: Fett ist lebensnotwendiger »Brennstoff« für unseren Körper. Es spendet die Energie, um ihn in Gang zu halten. Es ist notwendig für Nerven- und Gehirnsubstanz und entscheidend für körperliche und geistige Leistungsfähigkeit.

Mutter kochte mit Pflanzenölen. Frische Butter gab's aufs Brot. So wird es auch heute noch bei uns zu Hause gehalten.

Wichtig ist zu wissen, daß Pflanzenöle, die nicht raffinierten Öle wohlgemerkt, mit ihrem reichen Gehalt an ungesättigten Fettsäuren, insbesondere der Linolsäure, die »Verbrennung« des im Körper schon gespeicherten Fettes stimulieren. Also nehmen Sie Sonnenblumen-, Mais- oder Distelöl – bei diesen Ölen braucht man im Prinzip keine

Angst zu haben; denn sie helfen ja, überschüssiges Fett und damit à la longue Fettpolster abzubauen.
Zum Thema Cholesterin: Gegner der Butter übersehen meist, daß nicht in der Butter das meiste Cholesterin enthalten ist, sondern im Fleisch. Wir sollten auch nicht außer acht lassen, daß das »positive« Cholesterin im menschlichen Organismus lebenswichtige Funktionen besitzt.
Es ist ein Baustein der Zellen, es ist beteiligt an der Herstellung bestimmter Hormone in den Nebennieren und den Keimdrüsen, sowie an der Bildung einer Vorstufe von Vitamin D und der Gallensäuren.
Im ganzen gesehen, plädiere ich für eine fettreduzierte Ernährung – um die 40–50 Gramm täglich, was den Fettgehalt betrifft – mit einem möglichst hohen Anteil frischer naturbelassener Lebensmittel.

Fieber – Signal des Körpers

Die meisten Naturvölker wenden fiebertreibende Kräuter als wirksames Heilmittel an.
Fieber mit Tabletten zu unterdrücken wäre auch meiner Mutter nie eingefallen. Fieber **darf** nicht unterdrückt werden. Es ist eine heilsame Abwehr-Reaktion des Körpers. Eine Lindenblütentee- und Schwitzkur unterstützen den Körper. Die Giftstoffe werden dabei ausgeschwemmt. Und das ist das Wichtigste.
Nur wenn das Fieber sehr hoch stieg und jemand Schüttelfrost hatte, griff Mutter ein. Dann war eine ihrer berüchtigten – aber erfolgreichen – Schwitzpackungen fällig.
Zunächst mußte ich einen halben Liter heißen Lindenblütentee trinken. Das Rezept: Zwei Teelöffel Lindenblüten mit 1/2 l kochendem Wasser übergießen, ziehen lassen. Heiß trinken. Dann legte Mutter quer über das Bett zwei Wolldecken, auf das Kopfkissen kam ein Flanelltuch und über Decken und Tuch wurde ein Leintuch gebreitet. Ich wurde aufs Bett gelegt. Mutter wickelte mich in ein nasses Leintuch, schlug die Wolldecke fest darüber und hüllte Kopf und Nacken in das Flanelltuch.
Wenn ich dann immer noch Schüttelfrost hatte und mit den Zähnen klapperte, bekam ich an die Füße und an die rechte und an die linke Seite je eine Wärmeflasche.
Anmerkung: Damals waren es noch die bauchigen Kupferwärmflaschen, wo man sich immer die Finger verbrannte, wenn man sie nach einiger Zeit am Stöpselgriff anfaßte.
Meist aber war der Zustand folgender: Ich dampfte und

Mutter sagte befriedigt: »Mit jedem Schweißtropfen verliert der Körper auch ein Tröpfchen Gift.«
Eine halbe Stunde später wurde ich ausgewickelt, mit einem feuchtkalten Frotteetuch abgerieben und in ein frisch bezogenes Bett gesteckt.
Gegen Abend wurde dann noch einmal Fieber gemessen. Fand Mutter es immer noch zu hoch, gab's »Essigstrümpfe«. Das waren Wollsocken bis zum Knie, die sie in kaltes Wasser tauchte, in dem ein Schuß Essig war. Spätestens am nächsten Morgen war das Fieber verschwunden.
Mutters Schwitzpackung halte ich noch heute für das beste und erste Mittel gegen Schüttelfrost und Fieber. Bleibt das Fieber jedoch unvermindert hoch oder wiederholen sich die Fieberschübe, ist unverzüglich der Hausarzt zu rufen.

Fisch – Eiweiß, das fröhlich macht

Mutter zitierte das Buch Moses: »Alles, was Schuppen hat im Meer und in Bächen, sollt ihr essen« – und stellte Fisch auf den Tisch.

Fisch enthält reichlich Mineralstoffe und Spurenelemente aus dem Meerwasser, vor allem Jod, Phosphor, Fluor, Kalium und Calcium, Magnesium und Eisen. Wußten Sie, daß beispielsweise der Hering etwa dreißigmal (!) soviel Jod enthält wie Rindfleisch? Beim Schellfisch steigt diese Zahl sogar auf das Neunzigfache – er galt schon im Mittelalter als ausgezeichnetes Antikropfmittel.

Wissenschaftler beziffern heute den Tagesbedarf an Jod – übrigens für die Funktion der Schilddrüse unerläßlich – mit ca. 150 Milligramm; soviel ist schon beinahe in 100 g Kabeljau enthalten. Die gleiche Menge Schellfisch deckt sogar den Jodbedarf für drei Tage!

Bei uns gab's Fisch am Freitag, und dann meist Seefisch, der als ausgesprochen natriumarm gilt und deshalb zudem noch wasserausschwemmend wirkt. Zum andern ist sein Kaloriengehalt weit niedriger als der anderer Grundnahrungsmittel.

Zum Fisch servierte Mutter Kartoffelbrei oder Petersilienkartoffeln. Für uns ein Festessen!

Heute machen auch Fischölkapseln von sich reden; man sagt, die Einnahme könne die Gefahr eines Herzinfarktes senken. Darauf gekommen ist man durch Untersuchungen der Ernährungsweise bei Eskimos und nordjapanischen Inselbewohnern. Man stellte fest, daß diese Menschen ein stabiles Herz- und Kreislaufsystem bis ins hohe Alter hat-

ten. Ihr Hauptnahrungsmittel war der Fisch, der noch dazu aus einer relativ intakten Umwelt kam, aus sauberen Gewässern, und deshalb einen hohen Anteil an den sogenannten Omega-3-Fettsäuren hatte. Diese Omega-3-Fettsäuren sind von natürlicher Herkunft und finden sich vorzugsweise in Kaltwasserfischen.
Diese Fettsäuren vermag der menschliche Organismus nicht selbst herzustellen. Wohl deshalb wird Infarktgefährdeten empfohlen, zusätzlich Fischöl einzunehmen.

Fleischlos – einmal pro Woche

Wenn meine Mutter sagte: »Wir müssen mal wieder was für die Gesundheit tun«, dann wußten mein Vater und ich, daß uns wieder mal ein Apfel-Reis-Tag bevorstand. Ein solcher »Schicksalsschlag« traf uns mindestens einmal im Monat.

Heute weiß ich, wie wichtig so ein Diät-Tag ist: Er entlastet den Kreislauf, entwässert das Gewebe und regt die Verdauung an. Da Mutter an einem solchen Tag wirklich nur Apfelreis aß und nicht nebenbei naschte, nahm sie auch noch ca. zwei Pfund ab!

Pro Person hat sie in einem großen Topf 250 g Vollreis und ein bis zwei Pfund frische Äpfel gekocht. Diese Menge hat sie auf drei bis fünf Mahlzeiten verteilt.

Der Reis wurde nicht gesalzen. Und im Wasser, nicht mit Milch gekocht.

Meine Mutter vertrat immer den Standpunkt: »Gesundheit fängt in der Küche an.«

Sie selbst hat das immer bewiesen. Bis zu ihrem 75. Lebensjahr war sie nie ernstlich krank. Und noch mit 80 Jahren hat sie ganz allein die Telefonzentrale in meinem Institut bedient.

Ich bin der Ansicht, daß der fleischfreie Tag heute wichtiger ist denn je. Wir essen viel zuviel Eiweiß. Der Körper hat Mühe, es vollständig zu verbrennen. Es lagert sich ab in den Kapillaren, den haarfeinen Gefäßen, und verstopft sie. Die Folge: Die Zellen werden nicht mehr ausreichend mit Sauerstoff versorgt. Es kann zum Herzinfarkt kommen.

Niemals gab es bei uns an einem Freitag Fleisch. Diese Sitte

ist religiösen Ursprungs: An einem Freitag wurde Christus gekreuzigt, und deshalb verzichten die Christen an diesem Tag auf Fleisch.
Aber wie die meisten religiösen Regeln hat auch diese einen sehr irdischen Sinn: Ein fleischloser Tag in der Woche ist gesund, allerdings nur dann, wenn man auch keinen Fisch ißt: Eiweißarme Kost hält die Harnsäure niedrig. Wer an Gicht – oder auch an rheumatischen Beschwerden – leidet, sollte sogar einen ganzen Monat weder Fisch noch Fleisch essen. Eine eiweißarme Kost normalisiert in diesen Fällen den Stoffwechsel und mindert die Beschwerden.
Aus diesem fleischlosen Tag hat meine Mutter übrigens meistens einen »Kartoffel-Tag« gemacht.

Frühstück – Kraft für den Tag

Mutter sagte: »Eine Lokomotive, die ziehen soll, muß erst geheizt werden.«
Sie haßte es, wenn man quasi vom Bett aus gleich aufs Fahrrad sprang, mit einem Biß in die Semmel und einer hastigen Tasse Kaffee. Die Folgen – und da hatte sie recht, meistens jedenfalls – waren rasche Ermüdung am Vormittag, auch Gereiztheit, natürlicher Heißhunger am Mittag. Woher soll der Körper auch die Kraft nehmen?
Gerade am Morgen wurde bei uns zu Hause der Tisch reichlich gedeckt: Es gab Quark und Milch, auch Äpfel, wenn man Lust hatte, also reichlich Vitamine, Eiweiß, Mineralstoffe, natürlich auch Kaffee oder Tee (je nach dem Gesundheitszustand des einzelnen) und – was mich damals faszinierte – ein dickes Butterbrot. Das war beileibe nicht selbstverständlich, und wir freuten uns darauf.
Mutter war der Meinung – ich stimme ihr heute zu –, die Art des Frühstücks bestimme unsern Tag, unsere Stimmung und unsere Leistungsfähigkeit. Denn durch die Verbrennung von Fett und Zucker entsteht im Körper Energie. Am Morgen also kann und sollte man schlemmen.
Ich bevorzuge hin und wieder ein Rührei, meistens aber esse ich mein **Haferflockenmüsli**. Dabei werden Haferflocken mit Rosinen, gehackten Mandeln (oder auch geriebenen) mit Buttermilch gemischt, mit Honig gesüßt und klein geschnittene Orangen daruntergemischt.
Hafer enthält alles, was der Körper braucht: Seine Vitamine und Mineralstoffe regen den Stoffwechsel in Leber und Schilddrüse an, schützen vor Infektionen und wirken

gut gegen Streß und aufgeregte Nerven. Das Haferfett weist einen besonders hohen Linolsäuregehalt auf, der wichtig ist für Herz und Kreislauf. Außerdem werden die Kohlenhydrate, die im Hafer in Form von Stärke gespeichert sind, im Organismus langsam abgebaut und spenden wie ein »Dauerbrenner« langsam und gleichmäßig Energie.
Zur Abwechslung esse ich auch mal ein **Kornmüsli:** Dabei wird über Nacht eingeweichter Weizenschrot am Morgen mit frischen Früchten wie Bananen oder Äpfeln, Nüssen, einem Becher Magermilchjoghurt in Frischmilch miteinander vermengt und mit Honig gesüßt.
Was braucht man – frage ich mich – am frühen Morgen mehr?

Gemüse – auch ein Heilmittel

Für die »grüne Küche« ist Gemüse gleichsam das Rückgrat. Es enthält sehr wenig Fett, dafür um so mehr Ballaststoffe sowie Säuren, Bitterstoffe und Harze. Vor allem aber enthält es reichlich Vitamine. Das ist **ein** Grund, warum Gemüse mehrmals auf den Tisch kommen sollte. Ich erinnere mich, daß bei uns zu Hause Gemüse nur dann nicht aufgetischt wurde, wenn es Salat gab.

Am liebsten aßen wir Blumenkohl, aber auch Grünkohl, Rosenkohl und Weißkohl. Diesen Gemüsen sagt man eine blutdrucksenkende und herzstärkende Wirkung nach.

In der letzten Zeit haben kanadische Wissenschaftler nachgewiesen, daß die in frischem Gemüse enthaltene Folsäure fröhlich stimmt. Enthält die tägliche Nahrung also genügend Folsäure, ist man vitaler und tatkräftiger – vor allem **Blumenkohl, Rosen-** und **Grünkohl** auch der **Broccoli** enthalten reichlich von dieser »Zaubersubstanz«.

Dem **Weißkohl** sagt man nach, daß er sowohl durchblutungsfördernd als auch krebsverhütend (bei Magen- und Darmkrebs) sei. Außerdem sei er ein Labsal für die Leber, die er regenerieren helfe.

Sellerie und **Spargel** haben neben der blutdrucksenkenden vor allem eine entwässernde, entgiftende Wirkung.

Dem **Fenchel** wird nachgerühmt, daß er außerordentlich verdauungsfördernd sei und krampfstillend bei Magen- und Darmunstimmigkeiten wirke. Die Fenchelknolle ist besonders leicht verdaulich – die Italiener essen sie roh wie einen Apfel.

Hautfreundlich, entschlackend, gleichermaßen belebend sind **Kartoffeln** und **Kopfsalat.**
Karotten sind blutbildend, regen die Pigmentbildung beim Braunwerden an und **Paprika,** die reich sind an Vitamin C und außerdem A und P, haben daneben noch – hätten Sie's gewußt? – eine fiebersenkende Wirkung.
Nicht zuletzt die **Zucchini,** die Vitamin-C-haltigen Kleinen aus der Kürbisfamilie, und der **Lauch,** oder auch Porree genannt. Lauch enthält ein schwefelhaltiges ätherisches Öl, das eine gute Wirkung hat, wenn es darum geht, Fäulnis- und Gärungserreger im Darm zu hemmen. Mutter stellte Lauchgemüse meistens im Winter auf den Tisch, weil er außerdem reichlich Vitamin C enthält. Und damals lebten wir ja noch ohne »Brausetabletten« ...
Nicht zu vergessen auch die **Zwiebel,** der man eine blutzuckersenkende und infektionshemmende Wirkung nachsagt.

Gewürze können heilen

Das Gewürzregal meiner Mutter ähnelte unserer Hausapotheke: Es war allerhand Heilsames darin enthalten.
Viele Gewürze haben positive Wirkungen auf unseren Organismus – vom Anis bis zur Zwiebel. Allerdings hielt sie es auch hier mit dem Wort des großen Paracelsus: »Von der Menge hängt es ab, ob ein Stoff nützlich oder schädlich ist.«
Ein Gewürz, das günstig auf den Verdauungsprozeß einzuwirken vermag, ist beispielsweise **Anis.** Es wird gern in Gebäck verwendet, aber auch als Zusatz in alkoholischen Getränken. Kein Bohnengericht, keine Kräutersuppe gab es ohne **Bohnenkraut,** das nicht nur appetitanregend ist, sondern auch gegen Blähungen und Koliken wirkt.
Mit **Kümmel** verfeinerte Mutter alle Kohlgerichte, vor allem Sauerkraut, häufig auch Salzkartoffeln. Kümmel macht die Speisen leichter verdaulich. **Lorbeer** kam an Wild- und Fleischgerichte, auch an gedünsteten Fisch – man sagt ihm unter anderem eine nervenberuhigende Wirkung nach. **Majoran** – und der ihm verwandte **Oregano** – wurde an Suppen, Geflügel und Eintopfgerichte gegeben; beide sind magenfreundliche Gewürze.
Pfeffer wurde sparsamer verwendet – obwohl Vater immer nachgepfeffert hat –, aber doch an Suppen, Saucen, Marinaden und Fleisch gegeben. Pfeffer gilt als schweiß- und harntreibend und regt die Verdauungsdrüsen an. Nudeln und Gemüse, Fische und Braten bekamen eine Prise **Thymian** – auch ihm sagt man eine verdauungsfördernde Wirkung nach. **Wacholderbeeren** schließlich kamen ins

Sauerkraut und zum Sauerbraten, in Wildbeizen und in den Fischsud – sie wirken harntreibend und werden oftmals auch als Entschlackungsmittel eingesetzt.
Nicht zu vergessen Zwiebelpulver, Zwiebelsalz oder **Zwiebel frisch;** mit ihr kann man nahezu alle Speisen würzen; sie regt Magen- und Darmdrüsen an, verhindert Gärungsprozesse im Darm.
Grund genug, auf Gewürze nicht zu verzichten.

Grippe – muß sie sein?

Die echte Grippe wird von vielen Menschen immer wieder mit einer wesentlich harmloseren Erkrankung verwechselt, die die Mediziner »grippalen Infekt« nennen. Diese Erkrankung der oberen Luftwege und (seltener) des Magen-Darm-Traktes kann einen dennoch erheblich belasten und sollte nicht auf die leichte Schulter genommen werden.
Beim Beginn des grippalen Infekts verordnete uns Mutter strengste Bettruhe, die mehrmals unterbrochen wurde durch ein ansteigendes heißes Fußbad. Die Beine wurden in einen Eimer warmes Wasser gesteckt und langsam immer wieder sehr heißes Wasser hinzugegossen. Dauer der Prozedur: etwa 20 Minuten. Um einen Wärmeverlust zu vermeiden, mußte man dann auf einem Heizkissen liegen und gut zugedeckt sein.
Mutters besonderes Erfolgsrezept kam noch dazu: Alle ein bis zwei Stunden mußte man eine Tasse heiße Brühe (ohne Einlage) trinken. Hatte man Fieber, gab's noch die bewährten kalten Wadenwickel.
Meist war man nach einem Tag fieberfrei und nach drei Tagen wieder wohlauf.
Kam zum Infekt noch der Husten, halfen Einreibungen der Brust und des Rückens mit Salben, die ätherische Öle, Menthol und Kampfer enthielten, den zähen Schleim aus Luftröhre und Bronchien verflüssigten, den Hustenreiz linderten und das Abhusten förderten.
Zwischendurch wurde heißer Kamillentee getrunken.
Ansonsten riet uns Mutter in Grippezeiten, früh schlafen zu gehen, zu viel Bewegung in frischer Luft (bei Wind und

Wetter, wenn wir gesund waren!) und zu abhärtenden Wechselduschen am Morgen.
Abends wurde in solchen Zeiten besonders früh und möglichst wenig gegessen – so paßte man sich dem Rhythmus des Verdauungsapparates an. Denn die Bakterienflora im Darm spielt eine wichtige Rolle bei der Abwehr von Krankheiten.

Gurken – für gesunde Haut

In meiner Jugendzeit gab es Gurken nur im Sommer. Geerntet wurden sie im Juli; das waren die Freilandgurken. Andere nahm meine Mutter sowieso nicht. Meine Mutter war ein »Jahreszeiten-Mensch«: Sie verbrauchte, erntete, kaufte nur Obst und Gemüse und Salate, wenn sie gerade auf dem Markt waren.

So kam bei uns im Sommer häufig Gurkensalat oder Gurkengemüse auf den Tisch. Beides mußte frisch sein und wurde erst kurz vor dem Essen zubereitet. Freunden und Fremden, die die Geschichte noch nicht kannten, pflegte Mutter dann zu erzählen, daß bereits der römische Kaiser Tiberius auf seinen Feldzügen fahrbare Gurken-Treibhäuser mitführen ließ, um seinen Lieblingssalat jederzeit frisch essen zu können!

Mutter schwor auf die Gurke – wie viele ihrer Generation – auch als Schönheitsmittel. Durch ihre Vitamine A, B_1, C und Mineralstoffe regt die Gurke nicht nur die Verdauung an, sondern auch die Durchblutung der Haut.

Bekannt ist, daß man frische dünne Gurkenscheiben auf das Gesicht legt oder einen Tag nur frisch ausgepreßten Gurkensaft trinkt. Das hilft übrigens auch der schlanken Linie, denn Gurken wirken harntreibend, entschlackend, entgiftend und reinigen außerdem das stark versäuerte Blut.

Meine Mutter setzte die Gurke auch ganz bewußt ein, wenn es um Verstopfung oder Stuhlträgheit ging. Dann gab es mittags und abends milde zubereiteten Gurkensalat – die geschnittenen Gurkenscheiben mußten »ziehen«,

damit reichlich Saft austrat, der auf keinen Fall weggeschüttet werden durfte, da in ihm die meisten Heil- und Wirkstoffe enthalten waren. Zusätzlich mußte man mehrere 2-cl-Gläser, über den Tag verteilt, trinken. Dadurch wurde die Darmentleerung angeregt, der Stuhl verlor seine Härte, der Stuhlgang wurde weniger schmerzhaft – und wieder regelmäßig.
Heute weiß man, daß die Gurke auch ein ideales Schlankheitsmittel ist: 100 g enthalten nur zehn Kalorien!
Übrigens noch ein Tip meiner Mutter: Während der Wechseljahre viel frischen Gurkensaft trinken – ein probates Mittel gegen Hitzewallungen.

Haferflocken – gut für Magen und Nerven

Wenn ich an die vielen Magenverstimmungen in meiner Kindheit denke, weiß ich heute nicht mehr, was daran das Unangenehmste war: der Durchfall, das Erbrechen oder die Haferschleimsuppe, die uns Mutter unerbittlich eintrichterte. Sie kochte sieben Eßlöffel Haferflocken mit Wasser auf, quetschte sie durch ein Sieb und gab Salz und Sellerie dazu.

Salz war wichtig, weil der Körper bei Durchfall viel Wasser verliert, Salz aber das Wasser bindet. Sellerie kam hinein, weil er den Haferschleim schmackhafter macht. Ich mochte ihn trotzdem nicht. Aber er half. Es sind die schleimbildenden Substanzen im Hafer, die sich wie eine Schutzschicht über die Magen- und Darmschleimhaut legen. Sie beruhigen und heilen die Entzündung aus.

Heute gibt es viele Medikamente, die einen kranken Magen oder Darm auskurieren können. Aber ich ziehe noch immer die **Haferschleimsuppe** vor, auch wenn ich sie als Kind nie mochte. Sie ist wirksam und in jedem Fall unschädlich.

Bedeutend lieber als die Suppe habe ich das **Haferflokkenmüsli** gegessen. Meine Mutter brachte es als Nachspeise auf den Tisch. Sie übergoß die Haferflocken mit frischer Milch, rieb einen halben Apfel hinein, dazu kam je ein Eßlöffel Rosinen und Nüsse.

Hafer enthält alles, was der Körper braucht:

– Vitamin A: Es stärkt die Augen, regt den Stoffwechsel in Leber und Schilddrüse an und schützt vor Infektionen;

– Vitamin B: Es stärkt das Nervensystem und wirkt blutbildend;
– Vitamin E: Es ist gut für die Muskeln und das Bindegewebe;
– Phosphor und Jod: Sie sorgen für das Wachstum;
– Kieselsäure: Sie hält die Blutgefäße elastisch, Haut und Haare gesund.

Hämorrhoiden – tabu, aber trotzdem vorhanden

Damals wie heute spricht man nur hinter vorgehaltener Hand über dieses Leiden. Bei uns gab es – eben hinter dieser vorgehaltenen Hand – früher eine seit Generationen überlieferte Empfehlung meiner Mutter: Das waren einmal die sogenannten Sitzbäder und zum anderen die Kamillendampfbäder.

Die Sitzbäder waren kalt oder lauwarm und hatten einen Zusatz von einer Handvoll Zinnkraut- oder Heublumensud (in 1 l Wasser ca. 15 Min. kochen, dann abseihen) und wurden oftmals wiederholt. Anschließend empfahl es sich, die Stellen vorsichtig mit etwas Olivenöl zu betupfen.

Die Kamillendampfbäder muteten immer ein wenig vorsintflutlich an: Eine Handvoll Kamille in einen Eimer mit kochendheißem Wasser geben und über den Eimer ein schmales Brett geben, auf das man sich draufsetzen mußte, so, daß der Popo über das Brett ragt und der Dampf ihn erreichen kann. Da sollte man dann doch eine halbe Stunde sitzen bleiben – dabei lohnt das Philosophieren...

Man sollte bei diesen Beschwerden täglich und wiederholt den After mindestens zehnmal zusammenkneifen, um gestautes Blut »abzupumpen«. Man sollte nicht »rosten«, sondern täglich ein Bewegungsprogramm absolvieren: Spazierengehen ist das einfachste – und das beste.

Mutter empfahl außerdem eine Ernährungsumstellung auf pflanzliche Rohkost, keine großen, sondern eher fünf kleine Mahlzeiten; Rauchen, Alkohol und Kaffee sollten

für eine Weile vermieden werden – der Erfolg stellte sich relativ schnell ein.
Auch Säfte – Aprikosen, Karotten, Löwenzahn, Pfirsich, rote Bete und Sauerkraut –, frisch gepreßt, standen in solchen Fällen auf Mutters Speisezettel.
Grundsätzlich hieß es: Nicht zu hastig essen, nicht zu kalt und nicht zu heiß! Und auf regelmäßigen Stuhlgang achten.
Heute kennt man Präparate, die den aus der Roßkastanie stammenden Wirkstoff Aesculin enthalten und die gewebeabschwellend wirken, dadurch eine Schrumpfung der Knoten bewirken und auch brüchig gewordene Blutgefäße »abdichten«.

Honig – Pflaster der Natur

»Honig«, hat meine Mutter gesagt, »ist für vieles gut, innerlich und äußerlich.«
Als ich noch ein Junge war, gab mir meine Mutter oft einen Löffel Honig. Sie sagte, was heute auch Ärzte sagen: »Honig ist ein spontaner Energiespender.« Denn er besteht nur zu einem Prozent aus Rohrzucker, im übrigen aber aus Frucht- und Traubenzucker. Und das macht ihn für die menschliche Nahrung wertvoller, da er direkt vom Darm in den Blutkreislauf übergeht.
Wann immer ich mit einer Verbrennung oder einer Schürfwunde nach Hause kam, schmierte meine Mutter Honig auf die Wunde und ließ ihn an der Luft trocknen. Der lackartige Überzug hat die Wunde sozusagen versiegelt.
Der Erfolg war verblüffend. Die Wunde reinigte sich von selbst, heilte dreimal so schnell und hinterließ fast nie eine Narbe.
Der Honig bewirkt, daß Blut- und Lymphflüssigkeit an die verletzte Stelle gezogen werden. Sie spülen die Wunde aus, regen die Zellbildung an und töten Bakterien.
Aber auch wenn ich völlig gesund war, sagte Mutter: »Iß einen Löffel Honig, er wird dir guttun.« Er tat mir gut. Honig stärkt die Nerven und wird besser als normaler Zucker von der Leber verarbeitet.
Außerdem enthält Honig fünfzehnmal mehr Vitamin B_2 als frische Äpfel, ferner Mineralien wie Natrium, Kalium, Calcium, Eisen und Phosphor.
Vitamin B_2 sorgt dafür, daß die Zellen den Sauerstoff besser ausnutzen. Der Mensch wird also leistungsfähiger, ge-

nauso wie Sportler, die vor Wettkämpfen den Honig mit großen Löffeln essen. Und Honig hat gegenüber dem Zukker noch weitere Vorteile: Er schont die Innenwände der Verdauungsorgane.

Wer mit Honig süßt, süßt sparsamer. Der Grund: Niemand kann (zu)viel davon essen, weil er so intensiv süß ist. Durch die Gewöhnung an Honig läßt der Appetit – das haben Tests ergeben – auf zuckersüße Speisen nach. Und damit kann Honig sogar zu einem richtigen »Schlankheitsfaktor« werden.

Honig hilft auch bei Erkältungskrankheiten. Zwei Teelöffel in heißer Milch lindern den Hustenreiz. Zwei Teelöffel Honig am Abend fördern den Schlaf.

Wissen sollte man, daß sich die verschiedenen Honigsorten nicht nur geschmacklich, sondern auch in ihren Bestandteilen unterscheiden:

– Fichtenhonig enthält viel Phosphor und Mangan. Er ist gut für alle, die körperlich schwer arbeiten – oder einen Mangel an diesen Mineralien haben;
– Akazienhonig enthält viel Calcium. Er hilft bei Kalkmangel und Muskelschwäche;
– Waldhonig hat viel Eisen und Kupfer. Er ist bei Blutarmut zu empfehlen;
– Heidehonig hat viel Kalium. Er unterstützt den Organismus bei Herzschwäche.

Hopfen beruhigt

In alten Rezeptbüchern steht, daß Tropfen aus frischem Hafer ein zuverlässiges Mittel gegen Nervenschwäche und Schlafstörungen seien.
Bei diesen Beschwerden schwor Mutter allerdings mehr auf den Hopfen. Sie gab zu einem Teelöffel meist noch zwei Teelöffel Melissenblätter, übergoß sie mit einem halben Liter kochendem Wasser und ließ sie zehn Minuten ziehen. Die beruhigende, schlaffördernde Wirkung des Hopfens liegt in seinen Bitterstoffen. Sie unterstützen die Leber bei ihrer nächtlichen Arbeit.
Wer nämlich nachts regelmäßig zwischen zwei und vier Uhr aufwacht, leidet meist nicht an Schlafstörungen, sondern an Leber- und Verdauungsstörungen. Mutters Tee war da ein guter Helfer.
Nach alten Schriften gibt's den Hopfen bereits seit dem achten Jahrhundert in unseren Breiten, er blüht vom Juli bis in den September hinein.
Wirkungsvoll bei allen Verdauungsbeschwerden ist übrigens auch der kalt angesetzte Tee von Hopfenzapfen. Er sollte **vor** den Mahlzeiten – etwa eine Stunde vorher – getrunken werden.
In alten Kräuterfolianten findet sich der Hopfen als heilkräftige Pflanze, deren Wirkstoffe übrigens heute durch moderne pharmakologische Untersuchungen überprüft und deren therapeutische Eigenschaften bestätigt wurden.
Als »Aromaspender« des Bieres beispielsweise werden nur die Fruchtzapfen der weiblichen Hopfenpflanze benutzt und zusammen mit der Bierwürze gekocht.

Deshalb auch die Wirkung des Bieres: Fachleute sagen, das Malz sei das »Mark« des Bieres, der Hopfen dagegen die »Seele«... Mutter schwor auf Bier als Schlaftrunk, als »Nerventonikum«, wie sie sagte – das meinen Vater ungemein beruhigte.

Insekten – kein Stich trübt den Sommer

Mit dem Sommer kommen auch die ungebetenen Plagegeister: Bienen, Hummeln, Wespen, Mücken. Solange sie nur auf den Blüten sitzen, ist's gut. Aber wenn sie stechen, wird's ernst: Die Stiche schmerzen und jucken, sie können auch gefährlich werden. Ein Stich in die Mundschleimhaut oder in die Zunge verursacht mehr als schlimme Schmerzen: Sie können daran ersticken. Dann schnellstens zu einem Arzt oder in die Notaufnahme der nächsten Klinik.

Schutz gegen Insekten bieten ätherische Öle, zum Beispiel Eukalyptusöl. Wenn wir früher über die Wiesen spazierten, um Kräuter zu pflücken, oder im Wald Heidelbeeren oder Pilze sammelten, rieb Mutter die nackten Stellen – also beispielsweise die Arme – mit verdünntem Apfelessig ein. Das wehrt stechlustige Insekten ab.

Vor Wespen schützt eine destillierte Lavendelessenz: Drei Tropfen auf ein Stück Zucker geben und im Mund zergehen lassen. Für Stunden ist man dann die Plagegeister los.

Sind Sie trotzdem gestochen worden, Stachel vorsichtig herausziehen, Stichstelle mit kaltem Wasser oder Eis kühlen.

Gegen schmerzende Stiche hilft es, Kochsalz, mit etwas Speichel vermischt, aufzustreichen. Das Salz zieht das Insektengift teilweise aus der Haut.

Wenn Sie gerade spazierengehen, hilft es auch, Löwenzahnblätter auf die Stichstelle zu drücken.

Da wir immer bei offenem Fenster schliefen, stellte Mutter Tomatenpflanzen aufs Fensterbrett: ihren Geruch können Insekten nicht ausstehen.

Wenn Sie am Abend auf dem Balkon oder im Garten sitzen, decken Sie einen Bierdeckel oder einen Teller über Ihr Glas, damit sich kein Insekt darin einnisten kann, das Sie dann mit verschlucken.
Und noch ein letzter Tip von meiner Mutter: Lästiges Getier kann man aus den Räumen fernhalten, wenn man eine Zitrone oder eine Orange mit Gewürznelken spickt.
Trotzdem haben wir den Sommer immer sehr genossen!

Johanniskraut – gut als Trank und zur Massage

Das zweite »Universalmittel«, um dessen Vorhandensein in der Hausapotheke sich mein Vater persönlich kümmerte, war das **Johanniskraut**.

Man findet es an Straßenrändern, Wegrainen und auf sonnigen Waldwiesen. Seinen Namen hat es nach Johannes dem Täufer, zu dessen Namenstag, am 24. Juni, es meist schon in voller Blüte steht. Die Blütezeit dauert bis in den August hinein.

In den Sommermonaten brachte mein Vater von seinen Wanderungen immer ein paar Sträuße Johanniskraut mit nach Hause, die zum Trocknen aufgehängt wurden, um später als Heilmittel verwendet zu werden.

Wie Arnika hat Johanniskraut eine ausgezeichnete Wirkung bei den schon erwähnten Verletzungen und außerdem noch den Vorteil, daß es die Haut nicht so austrocknet. Es eignet sich also besonders gut zum Massieren. Dem Öl wird auch nachgesagt, daß es auftretende Narbenschmerzen – beispielsweise bei Operationswunden – zum Abklingen bringt, wenn man ein damit getränktes Mulltuch auf die schmerzende Stelle legt.

Schon in frühesten Zeiten war Johanniskraut-Öl als Volksmittel bekannt zur Wundheilung, aber auch zur Linderung von Insektenstichen. Will man es selbst herstellen, dauert es gut drei Wochen; der Zeitaufwand erübrigt sich heute: Man bekommt es auch in der Apotheke.

Johanniskraut-Tee schmeckt ein bißchen herb und wurde von meiner Mutter bei Beschwerden des Unter-

leibs wie auch bei Menstruationskrämpfen – gemischt mit Misteltee – als heilsam empfohlen.
Im Johanniskraut besitzt die Naturheilkunde eines der wertvollsten Mittel gegen die verschiedensten Beschwerden. Das Kraut, in dem – symbolisch gesehen – die Sonnenenergie des Sommers gespeichert ist, hilft auch den Menschen, die sich verausgabt haben, die überfordert sind und die in ihrer seelischen Substanz wieder einer »Aufladung« bedürfen.
Schon Paracelsus lobte es als ausgezeichnetes »Nervenmittel« und pries es bei Schlafstörungen und Schwächezuständen.
»Die Pflanze ist das edelste Heilmittel«, sagte Theophrast von Eresos.
Ein Tip: Kräuter, Fruchtsaft und Beeren sollten nie mit Metallgefäßen in Berührung kommen.

Karotten – helfen auch bräunen

Manchmal frage ich mich angesichts der vielen dunkel gebräunten Gesichter um mich herum, warum »braun« heute so gefragt ist... Noch zu Beginn des Jahrhunderts galt der heute so begehrte Bronzeton als ausgesprochen unfein. Wer braun war, verriet damit, daß er schwere körperliche Arbeit im Freien verrichtete. Mutter trug einen breitrandigen Strohhut, wenn sie in die Sonne ging, oder auch, wenn sie im Garten arbeitete. Heute denkt man genau umgekehrt. Ein nicht ganz ungefährlicher Trend!
Wer Sonnenbräune mit Gewalt erreichen will, geht oft erhebliche Risiken ein: Sonnenbrand, Kreislaufbeschwerden, allergische Reaktionen, knitternde und rasch alternde Haut.
Heute kann man die begehrte Bräune auch einfacher haben. Es gibt eine ganze Reihe »bräunungsfördernder« Nahrungsmittel, die den Wirkstoff **Psoralen** enthalten. Selbst Menschen mit empfindlicher Haut, vor allem die Hellhäutigen, schaden ihrer Haut damit nicht. Feigen gehören dazu, Birnen, Karotten und Sellerie.
Morgens ißt man fünf frische oder getrocknete Feigen, untertags Birnen – die das bräunende Bergamotte-Öl enthalten –, Sellerie, sooft man mag, dazu zwei Gläser Karottensaft pro Tag. Nicht mehr, sonst wird die Haut eher gelblichbraun – das muß man individuell ausprobieren. Wenn Sie lieber frische Karotten mögen, bauen sie diese in den Speisezettel ein. Meist reicht es, wenn man diese Nahrungsmittel eine Woche lang bevorzugt ißt – dann hat die Haut genug Psoralen gespeichert – dann gibt's eine gesunde

Bräune. Auch von innen. Und wenn Sie dann in die Sonne gehen, vermag die Haut die schädlichen Strahlen besser abzublocken und die bräunenden Strahlen auszunutzen.
Die Wirkung der Karotten beruht auf ihren intensiven Inhaltstoffen: Da ist erstmal das Carotin, eine Vorstufe des Vitamins A, und die Vitamine B_1 und B_2, sowie Vitamin C und ätherische Öle. Das Carotin ist unentbehrlich für unser Sehvermögen, für die Haut und für die Schleimhäute. Außerdem macht es die Karotten besonders magenfreundlich; aus diesem Grund ist es wohl auch das erste Gemüse, das Babies bekommen. Die ja auch oft eine leicht gebräunte Haut haben...

Kartoffel – die Knolle, die schlank macht

Während der Kriegsjahre und der Nachkriegszeit gehörte die Kartoffel zu einem unserer meistverzehrten Nahrungsmittel. Damals hatte sie wohl auch ihre längste Bewährungsprobe bestanden: Die Menschen waren schlank – besser gesagt: mager – und relativ gesund. Man lebte fast ausschließlich von Kartoffeln.

Die Kartoffel ist geradezu ein Bündel wichtigster Vitamine (B-Gruppe und C), vor allem aber von Mineralstoffen: Neben Calcium, Kupfer, Natrium und Phosphor enthält sie Kalium, das durch Ausschwemmung der Giftstoffe und Schlacken die Nieren anregt. Der Organismus scheidet vermehrt Flüssigkeit aus; das entlastet das Herz.

Eine entscheidende Rolle spielt – wie wir heute wissen – das Magnesium. Magnesiummangel führt zu nervösen Spannungen, Unruhe, Zittern und Schwindel, begünstigt möglicherweise auch Arteriosklerose. Ich bin heute der Meinung, daß ein Herzinfarkt ohne gravierenden Mangel an Magnesium und Vitamin C kaum denkbar ist.

Was Ernährungswissenschaftler heute empfehlen, setzte meine Mutter schon damals in die Tat um: Pro Monat gab es mindestens ein bis zwei Kartoffeltage – oftmals sogar einen in der Woche. Ein Kartoffeltag ist für den Körper eine Wohltat – vergleichbar mit dem Ausschwemmungsprozeß in der Sauna.

Pro Person gab es etwa zwei Pfund Kartoffeln, die in drei bis fünf Mahlzeiten über den Tag verteilt gegessen wurden. Meistens als Pellkartoffeln, nur mit Petersilie,

Schnittlauch oder Kümmel gewürzt. Salz war verboten. Es gab aber auch Kartoffelsuppe oder Kartoffelbrei.
Mutters Rezept für eine Kartoffelsuppe: Zwei Stangen Porree, 25 g Butter, 500 g mehlige Kartoffeln, 1 l Fleischbrühe, etwa 1/4 l Milch, fünf Eßlöffel Sahne, nochmal 25 g Butter, zwei bis drei Scheiben Weißbrot, ein Eßlöffel frische Petersilie.
Porree waschen, weiße Teile in Ringe schneiden, ein bißchen vom Grün dazugeben, in 25 g Butter weich dünsten. Kartoffeln schälen, waschen und vierteln, zum Porree geben, dann die Brühe angießen. Die Suppe zum Kochen bringen und etwa eine halbe Stunde bei mittlerer Hitze köcheln lassen. Durch ein Sieb rühren, wieder in den Topf geben und mit Milch nach Wunsch verdünnen. Ca. fünf Minuten durchkochen. Mit der Sahne und der Butter abschmecken, etwas Majoran dazugeben. Weißbrot würfeln, in etwas Butter goldgelb rösten und mit der Petersilie auf die Suppe geben.

Knoblauch – ein verkannter Freund

Wenn wir früher die Nase rümpften, weil Mutter wieder mal reichlich Knoblauch ans Essen getan hatte, erzählte sie uns oft die Geschichten von den kaukasischen Berghirten, die Knoblauch kauend hundert Jahre alt werden.

Was immer daran wahr ist: Heute weiß ich, daß Knoblauch ein Gesundmacher und Lebensverlängerer ist. Meine Eltern sind der beste Beweis: Vater wurde 96, Mutter 90 Jahre alt.

Ob zu hoher Blutdruck, Zucker, Durchblutungsstörungen oder Gicht, Verstopfung, Durchfall, Leber- und Gallenbeschwerden – Mutter empfahl Knoblauch.

Wissenschaftler sind überzeugt, daß die Schwefelverbindungen im Knoblauch, sein Jod-, Zink- und Phosphorgehalt und seine vielen Vitamine, insbesondere B_1 und B_2, ihn so wertvoll machen. Außerdem wurde nachgewiesen, daß der Wirkstoff **Allicin** des Knoblauchöls nicht nur im Magen und Darm seine antibakterielle Wirkung entfaltet, sondern im ganzen Körper überall dort wirkt, wo eine Infektion besteht.

Wie die Zwiebel enthält Knoblauch einen der wirksamsten Keimtöter, **Akrolein** genannt. Verdauungsbeschwerden, wie übermäßige Gasbildung und Kolitis, sind zum Beispiel bei slawischen Völkern, die Unmengen von frischem und getrocknetem Knoblauch essen, weitgehend unbekannt.

Außer der bakteriostatischen hat der Knoblauch auch eine blutdrucksenkende Wirkung. Neuere Untersuchungsergebnisse deuten darauf hin, daß er auch eine Cholesterinsenkung im Blut bewirken kann.

Mutters Rezepte: Aus ein bis zwei Zehen Knoblauch und einem Liter Wasser oder Fleischbrühe bereitete sie einen Absud: Knoblauch wird kleingehackt, im kalten Wasser angesetzt und fünf Minuten lang gekocht. Täglich drei Tassen dieser Brühe können den Blutdruck senken; die Herzkranzgefäße erweitern sich, das Herz schlägt langsamer.
Gegen Knoblauchgeruch hilft es, ein wenig frische Petersilie zu kauen oder einige Schlucke Milch zu trinken.
Ein Vitaldrink: 2 cl Zwiebelsaft, 4 cl Weißdornsaft, dazu eine ganze Knolle Knoblauch-Preßsaft oder -mus 14 Tage lang vormittags trinken, wirkt entwässernd, blutreinigend, leistungsanregend. Hilfreich auch bei rheumatischen Beschwerden und Morgensteifigkeit an Händen (Fingern) und Füßen.

Kohl – was er bewirkt

In hohem Ansehen stand der Kohl bei den alten Römern, sie nannten ihn ihr »allerbestes Gemüse«. Meine Mutter dachte nicht viel anders – wie Sie schon in einem anderen Kapitel nachlesen konnten. Vor allem bei Erkrankungen der Haut, bei eiternden Pusteln und Ekzemen, selbst bei Geschwüren und schlechtheilenden Wunden wurde er seit Generationen verwendet.

Vor Gebrauch wurden die Kohlblätter gewaschen, angewärmt, dann die Blattachse entfernt, die Blätter mit einem Nudelholz oder mit einer Flasche platt gewalzt, um sie weicher zu machen und die Blattrippen zu zerquetschen. Dann wurden die großen Blätter in Stücke und Streifen geschnitten, um sie besser auf die kranke Stelle aufeinander- und übereinandergeschichtet legen zu können. Darüber kam ein Verband, der das Ganze luftdicht abschloß. Morgens und abends sollte diese »Packung« erneuert werden.

Wichtig ist, daß das Kohlblatt frisch und grün und voller Saft ist; ein ausgetrockneter Kohl ist wirkungslos.

Man sagt, die Behandlung mit Kohl harmonisiere mit den natürlichen Heilkräften. Der Organismus selbst ist bemüht, Ursachen und Folgen einer Hauterkrankung wieder aus dem Körper zu bringen. Wenn dann der Abfluß dieser giftigen inneren Substanzen beendet ist, heilt auch die Haut – es kann vorher jedoch zu einer »Erstverschlimmerung« des Krankheitsbildes kommen, zu einer Sekretion oder Eiterung – man sollte dann für einen saugfähigen Verband sorgen, ihn mehrmals erneuern.

Die Wirkung des Kohls erklärt sich vermutlich aus seinen

überaus reichen Inhaltsstoffen: Neben Pflanzeneiweiß sind das besonders Harze, Zink und Magnesium, Phosphor, Eisen und Proteine. Außerdem enthält der Kohl Schwefel. Dazu hat er reichlich Vitamine der B-Gruppe, B_1 und B_2 sowie C, U und P. Letzteres ist wichtig für die richtige Aufnahme und Wirkung des Vitamin C; vom Vitamin U weiß man, daß es eine wichtige Rolle bei der Heilung von Geschwüren spielt.

Man kann den Kohl also als einen nahezu perfekten »Vitaminumschlag« aus der Naturheilkunde bezeichnen.

Kräutertee – keinen Tag ohne

Wenn die Tage länger wurden, begann meine Mutter mit ihrer Teekur. Sie nahm getrocknete Brennesseln und Löwenzahn, tat abends davon je einen halben Teelöffel in eine Tasse und gab kochendes Wasser drüber. Der Tee blieb über Nacht zugedeckt stehen. Morgens trank ihn meine Mutter auf nüchternen Magen. Sie war selten von Erkältungen oder Schnupfen geplagt – und ich muß zugeben, daß ich diesen Tee auch vor allen anderen bevorzuge.

Mutter dagegen hatte noch ein anderes Lieblingsgetränk: den »Tee der sieben Kräuter«. Darin waren Schafgarbe, Salbei, Zinnkraut, Brennessel, Wermut, einige zerstoßene Wacholderbeeren und Holunderblätter. Am besten kauft man heute diese Kräuter in der Apotheke, mischt sie zu Hause gut durch, nimmt sieben Teelöffel davon in anderthalb Liter Wasser, überbrüht mit kochendem Wasser, läßt eine knappe halbe Stunde ziehen und trinkt davon über einen Tag verteilt in kleinen Mengen. So einen »Tee-Tag« gab's im Frühjahr und im Herbst bei uns einmal pro Woche. Dieser Tee bewirkte – so würde man heute sagen – eine allgemeine Revitalisierung.

Pfefferminztee gab's bei uns zu Hause, wenn jemand unter Magen- oder Darmbeschwerden litt; Tee aus **Melisse** wurde zur Nervenberuhigung getrunken.

Salbeitee hilft bei starkem Schwitzen – feuchte Hände öfters am Tag in Salbeitee »baden«. Sogar der Blutdruck läßt sich oftmals durch Teekuren beeinflussen:

Bei niedrigem Blutdruck sollte man Tee mit **Rosmarin** und

Weißdorn trinken, bei hohem Blutdruck empfiehlt sich **Misteltee.**
An einem solchen »Tee-Tag« wurde bei uns nur Zwieback oder trockenes Brot gegessen. Das klingt nicht gerade nach üppigem Mahl – aber oft schon nach dem ersten Tee-Tag spüren Sie die Wirkung: Man fühlt sich angenehm leicht – das ist ja schon etwas.

Kresse gibt Kraft

Es gibt ein verblüffend einfaches Mittel, fit, vital und spannkräftig zu bleiben, frei von Frühjahrsmüdigkeit: Brunnenkresse. Mutter reicherte den Kopfsalat wahlweise mit Löwenzahnblättern oder Brunnenkresse an. Oder die Kresse kam in den Quark oder aufs Butterbrot.

Früher blühte die Kresse im Sommer bis in den September hinein, man fand sie an Bächen, Quellen und Brunnen. Heute kann man sie selbst anpflanzen oder in kleinen Pappkartons kaufen – meist das ganze Jahr über.

Kresse wirkt blutreinigend und harntreibend, bringt im Körper eine ganze Menge in Gang. Warum? Sie enthält Vitamin A (für die Abwehrkräfte des Körpers und für die Sehkraft), Vitamin B_1 und B_2 (für die Nerven), Vitamin C (Infektionsschutz) und Vitamin E (Schutz vor frühem Altern der Zellen), zusätzlich noch reichlich Spurenelemente und Mineralstoffe, wie unter anderem Eisen und Jod. Mehr Eisen übrigens als andere Gemüse.

Kresse wirkt mit diesen Bestandteilen wie ein Jungbrunnen. Dies scheint mir kein Aberglaube zu sein. Auch Wissenschaftler meinen, daß Brunnenkresse ein zu schnelles Altern der Zellen zu verhindern vermag. Wie so oft, gehören die billigsten Pflanzen zu den wirkungsvollsten.

Tip: Was der Kresse nicht bekommt, ist Hitze. Wenn man sie also in warme Gerichte gibt, erst zum Schluß; so behält sie volles Aroma und ihre Inhaltsstoffe.

Auch waschen sollte man die Kresse nicht. Die Blättchen fallen dann zusammen, und auf ihnen findet sich nur der Staub, den wir sowieso ständig einatmen. Außerdem ver-

lieren sie durch Waschen den größten Teil ihres Aromas sowie Vitamine und Mineralstoffe.
Neuere Untersuchungen ergaben, daß die Kresse den Gallenfluß anregt und die Verdauung fördert.
In der Homöopathie wird Kresse-Essenz stark verdünnt gegen Nervenschmerzen eingesetzt. Auch der kreisrunde Haarausfall (Alopecia areata) soll durch die äußerliche Anwendung von Brunnenkressesaft günstig beeinflußt werden.

Küchenkräuter – nicht nur für die Küche

Ich nenne nur Mutters Lieblingskräuter, die sie in Blumentöpfen auf der Fensterbank in der Küche stehen hatte: Schnittlauch, Petersilie, Basilikum und Dill.
Schnittlauch wurde reichlich auf Salate gegeben, schon früher galt er als blutreinigend und verdauungsfördernd. Heute weiß man, daß er eisenhaltig ist und zu unseren besten Vitamin-C-Lieferanten zählt. Schnittlauch enthält – wie die Zwiebel und der Knoblauch – das sogenannte Lauchöl, dem man nachsagt, daß es schädliche Bakterien im Darm bekämpft. Alles eigentlich Gründe, den Schnittlauch täglich zu verwenden.
Kaum anders war es mit der **Petersilie**. Sie wurde verschwenderisch auf Kartoffeln jeglicher Art gegeben, an Gemüse und in Saucen getan. Mutter wußte, daß die Petersilie gut ist gegen Blähungen und die Harnausscheidung anregt. Einer ihrer berühmtesten Anhänger war übrigens Karl der Große – man könnte sagen, der große Kaiser und meine Mutter waren die »ersten Grünen« ... Die Petersilie enthält übrigens reichlich Vitamin A, C und E, dazu Kampfer, ätherisches Öl und Mineralsalze.
Auch das **Basilikum** wirkt – über die Küche – positiv auf die Gesundheit: Das ätherische Öl, das in diesem Kraut des Sommers enthalten ist (man bekam es früher nur im Sommer), regt die Magensäfte an, fördert den Stuhlgang und macht die Speisen leichter verdaulich. Mutter würzte damit Kräutersaucen und Salate und legte die Blättchen dekorativ auf Tomatenscheiben. Da Basilikum auch die Nerven beruhigt, servierte uns Mutter oftmals auch einen

»Schlaftrunk«: Ein Teelöffel Basilikumkraut in einer Tasse mit kochendem Wasser überbrühen und mit Honig süßen. Dieser Trank wurde bei Bedarf auch als Gurgelmittel bei Heiserkeit und Halsschmerzen gegeben. Und half.

Wegen seines unverwechselbaren Eigengeschmacks mochte ich am liebsten den **Dill:** Neben dem ätherischen Öl enthält er Kalium, Natrium und Schwefel und wirkt gleichermaßen verdauungsfördernd und beruhigend und mindert Aufstoßen und Schluckauf. Einen Dill-Tee (ein Teelöffel Dillsamen für eine Tasse) gibt man mitunter auch kleinen Kindern, wenn sie an Bauchweh und Blähungen leiden.

Noch ein Tip: Dillsamen kauen hilft üblen Mundgeruch zu beseitigen.

Lachen ist gesund

Mein Vater hielt es mit dem Dichter Ringelnatz, der meinte: »Humor ist der Knopf, der verhindert, daß uns der Kragen platzt.«

Mutter predigte sowieso eine positive Lebenseinstellung, und dazu gehörte bei ihr das Lachen. Lachen macht fröhlich, entkrampft, löst Spannungen. Wer lacht, lebt gesünder – Lachen als Lebenselexier?

Heutzutage, wo alles getestet wird, weiß man: Lachen wirkt günstig auf die Verdauungsorgane, denn die »Lachkraft« knetet den Magen-Darm-Bereich kräftig durch.

Mediziner sind der Meinung, daß das Lachen das vegetative Nervensystem positiv beeinflußt, ebenso die Herztätigkeit, außerdem baue fröhliches Lachen Streß und Erschöpfung rascher ab. Lachen ist eine menschliche Regung, die einen völlig ab- und umschalten läßt. Durch Lachen werden auch die sogenannten Endorphine angeregt, das sind Substanzen im menschlichen Gehirn, die aufkommende Schmerzen stoppen oder lindern, z. B. Kopfschmerzen oder Zahnschmerzen. Beim Lachen entspannen sich Muskeln und Gefäße, beruhigt sich ein nervös schlagendes Herz.

Man weiß heute natürlich auch, daß Lachen stimuliert: Durch herzhaftes Lachen sollen vermehrt Sexualhormone freigesetzt werden. Obwohl es zunächst wie ein Widerspruch klingt, meinen viele, daß Lachen auch ein gutes Schlafmittel sei – man könne besser ein- und nachts besser durchschlafen. Wer darauf schwört, hat zumindest eines der fröhlichsten »Schlafmittel« zur Hand...

Wer bezweifelt also noch, daß Lachen alle Sinne anregt? Lassen Sie mich auch Immanuel Kant, einen der berühmtesten Denker Deutschlands, zitieren, der gesagt hat: »Der Himmel hat dem Menschen als Gegengewicht zu den vielen Mühseligkeiten des Lebens drei Dinge gegeben: die Hoffnung, den Schlaf – und das Lachen.«

Leber – auf sie muß man aufpassen!

Klagte jemand im Freundeskreis über Schmerzen oder Völlegefühl im Oberbauch, hatte mehr Sodbrennen als Appetit, fühlte sich flau, müde und abgeschlagen, und das über längere Zeit – dann tippte Mutter auf eine strapazierte oder überforderte Leber. Natürlich galten ihre gutgemeinten Ratschläge für die leichteren, »normalen« Fälle – bei einer Lebererkrankung sollte immer der Hausarzt hinzugezogen werden.

Mutter empfahl striktes Alkoholverbot: Nicht einmal ein Bier war erlaubt, und dies mindestens eine Woche lang. Diese Empfehlung habe ich übrigens in vielen meiner Artikel weitergegeben; weil sie zeitlich vertretbar, weil sie »machbar« ist und weil sie Hilfe bringt.

Vor dem Essen mußte der »Patient« eine Tasse Tee in kleinen Schlucken trinken, und zwar einen Pfefferminztee, dem auch Fenchel beigegeben wurde. Auch ein Wermuttee, der mehrmals am Tag getrunken werden sollte, tat gute Wirkung.

Da Mutter – wie Sie aus vielen ihrer Ratschläge entnehmen können – geradezu ein »Wickel-Spezialist« war, war sie auch überzeugt von der heilsamen Wirkung des »Leberwickels«: Mehrmals nach jeder Mahlzeit mußte man feuchte, gut warme Wickel auf die Leber – unterhalb des rechten Rippenbogens – legen. Es genügte ein kleines Handtuch, auf das ein größeres trockenes gelegt wurde. Dabei sollte man ruhen und sich entspannen.

Noch ein Wort zu den Mahlzeiten: Sie sollten leicht und möglichst fettarm sein, Mutter empfahl außerdem die

»weiße Kost«, nämlich Quark, Buttermilch, Dickmilch. Dieser Meinung schließen sich heute viele Behandler an. Wenn man auch als Gesunder mal etwas für seine Leber tun wollte, empfahl Mutter eine Teekur mit Mariendistelfrüchten. Vater trank diesen Tee einmal im Jahr mindestens einen Monat lang. Meistens war dies der November; er galt sozusagen als »Schonpause« vor dem festtags- und fettreicheren Dezember. Der Tee mußte **vor** den Mahlzeiten heiß getrunken werden und war leicht zuzubereiten: Ein Teelöffel der Mariendistelfrüchte überbrühen, eine Viertelstunde ziehen lassen.

Was man heute noch für Therapien anwendet

Die sogenannte »Blutwäsche«, bei der der Behandler Blut aus der Armvene entnimmt, es mit Ozon aufschüttelt und die Mischung wieder zurückspritzt. Das Blut wird sofort im Muskel abgebaut, der Organismus wird aktiviert, neues Blut zu bilden, das frei ist von Giftstoffen.
Heute empfiehlt man auch ballastreiche und faserreiche Ernährung, wie Vollkornbrote, Körnermüsli, nichtblähende Gemüse, Kartoffeln. Nicht nur, weil diese Nahrungsmittel eine gute Verdauung fördern, sondern auch, weil mit den Ballaststoffen das schädliche Cholesterin reichlicher mit dem Stuhl ausgeschieden wird und damit die Cholesterinmenge in der Gallenflüssigkeit herabgesetzt wird.

Löwenzahn – grün und gesund

Wie schon im Kapitel »Blutreinigung« beschrieben, regt der Löwenzahn besonders die Gallensaftproduktion an. Die Aufgabe der Galle besteht darin, die Nahrungsfette in ihre Bestandteile zu zerlegen und für das Verarbeiten im Organismus vorzubereiten. Ohne ausreichenden Gallenfluß gibt es keine normale Verdauung.
Übrigens: Untersuchungen haben ergeben, daß eine Löwenzahnkur im Frühjahr und im Herbst – jeweils mindestens vier Wochen lang – die Neubildung von Gallensteinen vermeiden hilft. Löwenzahn wirkt außerdem magenstärkend und entschlackend, ist ein Stimulans für den gesamten Stoffwechsel; er gilt zu Recht als der große »Saubermacher« des Körpers. Wahrscheinlich sind seine Inhaltstoffe, unter anderem Vitamine, Mineralstoffe und Enzyme, vor allem aber die Gerb- und Bitterstoffe, für diese Superwirkung verantwortlich.
Durch seine harntreibende Wirkung vermag er auch in vielen Fällen den Verlauf chronisch-degenerativer Gelenkerkrankungen günstig zu beeinflussen.
Ein Tip: Ein Pflanzen-Experte empfiehlt Hand-, Arm- und Fußbäder mit frischen Löwenzahnblättern (eine Handvoll mit 1 Liter heißem Wasser überbrühen) gegen Arthritis.
Übrigens: Was die harntreibende Wirkung des Löwenzahns betrifft: Die Franzosen nennen ihn »pissenlit«...
Die drei Rezepturen meiner Mutter:
1. als **Tee:** Ein bis zwei Teelöffel auf eine Tasse, überbrühen, ziehen lassen, morgens und abends eine Tasse trinken;

2. Als **Preßsaft** sollte man täglich dreimal einen Eßlöffel nehmen;
3. Als Beigabe für Quark oder als **Salat:** Für drei Personen nahm Mutter etwa 200 g zarte Löwenzahnblätter, 1/2 Knoblauchzehe, zwei Eßlöffel Öl und zwei Eßlöffel Zitronensaft, eine Prise Zucker (sonst schmeckt er sehr bitter; heute nehmen wir einen Spritzer flüssigen Süßstoff), 1/2 Teelöffel Kräutersalz. Und so wird's gemacht:
Mit der halben Knoblauchzehe den Boden und Rand der Salatschüssel ausreiben, dann aus Öl, Zitronensaft und dem Salz die Sauce rühren. Den gewaschenen, abgetropften Löwenzahn darin kurz ziehen lassen.
Sofort auf den Tisch geben – wie alle grünen Blattsalate – damit er nicht zusammenfällt!
»Jedes Kräutchen der Erde preise den Herrn«, sagt Sebastian Kneipp.

Mandelentzündung – wie Mutter sie in den Griff bekam

Eine Mandelentzündung kam oft wie »angeflogen«: Halsschmerzen, Schluckbeschwerden, häufig Fieber. Mutter hielt warme Milch mit viel Honig für das erste Abwehrmittel. Jedermann weiß um die wertvollen Inhaltstoffe der beiden, die besonders bei entzündeten Mandeln ihre heilende Wirkung entfalten.

Desgleichen bereitete Mutter Kräutertees und hatte zwei Thermoskannen immer griffbereit in der Küche stehen: Zum einen kochte sie einen Tee, der zu gleichen Teilen aus Lindenblüten, Kamille und Melisse bestand, zum andern braute sie einen Tee aus Thymian, Kamille und Salbei.

Als »Langzeit-Teekur« zur Rekonvaleszenz wurde mir Hagebuttentee verordnet, den ich sehr gerne – und in großen Mengen – getrunken habe. Die Hagebutte besitzt viel Vitamin C (das übrigens auch beim Kochen nicht verlorengeht, wie Forscher festgestellt haben!), ätherische Öle und Mineralstoffe. Sie bannt quasi eine neuerliche Infektionsgefahr.

Man muß dazu wissen, daß die Mandeln einen Abwehrwall vor dem Schlund bilden. Sie filtern Keime, Bakterien, Gifte aus, damit sie nicht über die Atemwege in Lunge und Blutkreislauf gelangen. Logisch, daß sie dadurch auch selbst mal erkranken können. Deshalb sollte man eine Entfernung der Mandeln genau prüfen und überlegen. Die Mandeln haben nicht nur eine entgiftende Funktion, sondern sind auch eine wichtige Barriere gegen Viruserkrankungen.

Außerdem kam man bei Mutter kaum um eine Schwitz-

packung herum, die sie in solchen Fällen mit unserem Hausarzt absprach. Nach einem warmen ansteigenden Bad, das nicht länger als einige Minuten dauerte, wurde ich in ein wärmendes Laken gewickelt, mit einer Wolldecke drumherum, damit keine Wärme verlorenging. Mutter saß dann an meinem Bett, beobachtete mich, bis die ersten Schweißtropfen auf der Stirn kamen – dann lag ich da eine gute Viertelstunde und verlor in dieser Zeit eine beträchtliche Menge Schweiß – und damit reichlich Schlackenstoffe.
Gleichzeitig wurden aber die Abwehrkräfte des Körpers aktiviert. Die vermehrte Durchblutung der Haut förderte die Entgiftungsarbeit, und die Bakterien wurden wieder in ihre Schranken verwiesen.
Anschließend wurde ich gut abgetrocknet und mußte weiterhin ruhig im Bett liegen bleiben. Meist war mir auch nach nichts anderem zumute – so eine Schwitzprozedur ist schon eine Belastung für den Kreislauf. Dennoch fühlte man sich schon am nächsten Tag merklich besser und kräftiger.

Was man heute noch für Therapien anwendet

Eine der wirkungsvollsten Maßnahmen der Naturheilmedizin ist die **Procain-Injektion** *(NT) an die Mandelpole. Das stärkt die Immunkräfte des Körpers, die Mandeln sind nicht mehr so anfällig für Entzündungen. Bei der chronischen Form sind Echinacin-Injektionen und Baunscheidtieren zu empfehlen.*
Außerdem empfehle ich **Eigenblutbehandlungen.**

Milch und Melisse – beruhigend für den Körper

Mutter vertrat den Standpunkt, daß gerade für den heranwachsenden Menschen der tägliche Milchgenuß eine entscheidende Sicherung für die Gesundheit darstellt. Gesichert durch die Versorgung mit wertvollem Eiweiß, mit wichtigen Vitaminen, Spurenelementen, Mineralien und Enzymen. Besonders der hohe Gehalt an Calcium ist hervorzuheben.

Milch ist ohne Zweifel eines der wichtigsten Lebensmittel, das wir besitzen. Vorrangig vor allem anderen erscheint mir, daß die Milch der entscheidende Lieferant von Vitamin A ist. Nicht die berühmte Karotte oder Heidelbeeren.

Das Vitamin A gewinnt mit jedem Tag an Bedeutung. Man könnte es heute als den besten »Reparaturdienst bei Zivilisationsschäden« bezeichnen. Wo immer unser Organismus erhöhten Risiken durch Umweltvergiftung ausgesetzt ist – ob durch Auspuffgase, Nikotin oder Streß –, dort muß das Angebot an Vitamin A erhöht werden.

Was die Milch von außen betrifft, erinnere ich mich noch an das »Milchbad« meiner Mutter, das sie sich einmal im Monat gönnte. Milch, glaube ich, galt damals in der Schönheitspflege, überhaupt in der Pflege der Haut, als fast unerhörter Luxus.

Mutters Worte: »Man glaubt gar nicht, wie wunderbar so ein Milchbad für die Haut ist!« – sind mir immer noch in Erinnerung – und auch ihre gute Laune an diesem Abend.

Wenn das Wasser in die Wanne läuft, einfach 1 l Milch – oder 2 l Buttermilch – zugießen. Wohlig entspannen und

ca. 20 Minuten im Wasser liegen bleiben. »Dabei vergißt man alle Sorgen: die echten und die ›eingebildeten‹«, sagte sie, und wir glaubten es ihr.
Eine Empfehlung darf ich noch an Sie weitergeben, die ich auf Mutters Rat hin (meistens) auch heute noch beachte: Abends vor dem Schlafengehen ein Glas warme Milch mit Honig zu trinken – das ist der beste abendliche Beruhigungstrunk, den ich kenne.
Bei Schlaflosigkeit infolge Übermüdung oder Nervenschwäche wirkt auch ein Melissentee, gesüßt mit Honig – ein Naturheilmittel, das allen Schlaftabletten vorzuziehen ist.
Mutter nahm pro Tasse einen gehäuften Teelöffel Melissenblätter, überbrühte mit kochendem Wasser und ließ den Tee zehn Minuten ziehen. Bedingt durch den Gehalt an Bitterstoffen, Gerbstoffen und ätherischen Ölen sollte Melissentee übrigens nie in Blechdosen aufbewahrt werden oder mit Metall in Berührung kommen.

Muskelkater – wie man ihn vertreibt

Mein Vater spielte begeistert Fußball, trieb überhaupt viel Sport. Was nicht ausblieb: daß er manchmal Muskelkater bekam. Der ist zwar nicht gefährlich, aber schmerzhaft.
Mutter hatte einige Rezepte dagegen parat:
Erstmal schwor sie auf Wärme jeder Art: Wärmflaschen wurden aufgelegt, Heizkissen angesteckt, Wolldecken bereitgelegt. Vorher wurden die schmerzenden Stellen mit einem durchblutungsfördernden Extrakt oder einer ebensolchen Salbe eingerieben: Arnikasalbe oder Melissenöl halfen, aber auch der schon von Pfarrer Kneipp empfohlene Saft der Aloe-Pflanze.
Diese Heilmittel enthalten Stoffe, auch Enzyme und Proteine, die die beim Muskelkater angestaute Milchsäure abbauen. Ebenso hat Lavendelspiritus eine gute Wirkung. Als Badezusatz hat sich auch ein Auszug von Wacholder bewährt. Der Wirkstoff in den Beeren hilft gegen verspannte Muskeln und auch rheumatische Beschwerden. (Bei Nierenerkrankungen aufpassen!)
Vater war klug genug, um vorzubeugen: Beim Sport galt für ihn die Devise: Erst aufwärmen, dann starten. Das gilt auch heute noch: Um Schäden zu vermeiden, sollte man auf einen Sofortstart verzichten, erst einmal leichte Gymnastikübungen, Lockerungsübungen machen oder sich langsam warmlaufen. Bei »Eingeübten« reicht es schon, auf der Stelle zu hüpfen oder einige Male in die Hocke zu springen. Rückgrat beugen, Arme und Beine federn lassen, das ist wichtig. Warme Muskeln sind nämlich viel dehnungsfähiger und elastischer als Muskeln im Kaltzustand.

Auch Bänder und Sehnen lassen sich durch dieses Vorher-Training vor Überbelastungen oder ruckartigen Bewegungen besser schützen.
Wir brauchen nicht mehr Muskelkraft, wir brauchen mehr Elastizität.
Für mich gibt es nach dem Sport nichts Besseres als die Sauna: Stoffwechselprodukte, wie zum Beispiel auch Milchsäure, die während der Muskelanspannung entstehen, werden abgebaut, so daß es meist gar nicht zu einem Muskelkater kommt.

Nieren schützen

Der Mensch hat zwei davon. Das ist eine Vorsichtsmaßnahme der Natur: Fällt eine Niere aus, kann die andere ihre Arbeit mit übernehmen. Erstaunlich ist, was die Nieren leisten. Sie sind die perfekte »Entgiftungsanlage« des Körpers, sieben alle schädlichen Rückstände aus dem Blut und scheiden sie mit dem Urin aus.

Mutter »pflegte« auch dieses Organ ihrer Lieben: In der Spargelzeit kam dieser mehrmals in der Woche auf den Tisch. Petersilie wurde geradezu verschwenderisch zum Würzen benutzt: Beide entwässern den Körper und schwemmen Giftstoffe aus den Nieren. Dazu mußte man tagsüber viel (stilles) Mineralwasser trinken oder damals auch Leitungswasser.

In kritischeren Phasen bekam man Selleriemost sowie Birkenblättertee. Mindestens vierzehn Tage lang mußte man täglich zwei bis drei Gläser Selleriemost trinken, der die Nieren anregt, Stoffwechselschlacken schneller auszuscheiden. Während dieser Zeit gab es kein Steinobst, keinen Kohl, keine Süßspeisen und natürlich keinen Alkohol. Die Wirkung war optimal!

Auch auf den Birkenblättertee ließ Mutter nichts kommen: Der Tee wirkt harntreibend und leicht desinfizierend. Über den Tag verteilt immer einige Schlucke trinken.

Und: Schützen Sie die Nierengegend vor Zugluft oder Nässe – hier sollten Sie nie frieren.

Was man heute noch für Therapien anwendet

Schlucken Sie möglichst wenig Medikamente. Sie belasten die Nieren und engen ihre Fähigkeit ein, Körpergifte zu verarbeiten. Jeder Deutsche nimmt durchschnittlich 500 Tabletten im Jahr. Das hält auf die Dauer die stärkste Niere nicht aus.
Lassen Sie, wenn Sie älter als Mitte 30 sind, regelmäßig Ihren Blutdruck kontrollieren. Zu hoher oder drastisch niedriger Druck können zu Ödemen und zur Vergiftung des Blutes durch Harnsäure führen.
Trinken Sie reichlich Mineralwasser und Kräutertees. Das spült die Nieren kräftig durch. Übrigens: Ein Weißbier (oder Altbier) wirkt wie eine reinigende Dusche für die Nieren.

Öle helfen heilen

»Für alle Fälle«, wie sie sagte, hatte Mutter immer einige Ölfläschchen parat. Da bekam man in der kalten Jahreszeit, wenn einem der Wind eisig um die Ohren blies und man klammkalte Finger und nasse Füße hatte, ein wohlig-warmes Bad am Abend, dem einige Tropfen **Eukalyptusöl** beigegeben wurden. Die aufsteigenden Dämpfe taten Hals, Nase und Bronchien gut und erstickten eine aufkommende Erkältung.

Mutter selbst setzte sich an gewissen Tagen in ein lauwarmes Vollbad, dem **Lavendelöl** zugegeben wurde. Lavendelöl beruhigt und wirkt entkrampfend.

Wenn bei Vater ein Husten oder ein Schnupfen ins Haus stand, stieg er in ein Bad mit **Kiefernnadelöl**. Das macht die Atemwege frei und wirkt schleim- und sekretionslösend; das Bad sollte allerdings ziemlich heiß sein und anschließend ist Bettruhe angesagt. Gegen Husten, Schnupfen, Erkältung half auch, wenn dem Badewasser einige Tropfen **Pfefferminzöl** hineingetröpfelt wurden; Vorsicht, damit es nicht zu viele werden, die Dämpfe sind scharf und lassen die Augen tränen. Aber es hilft, und man sollte den aufsteigenden Dampf tief inhalieren.

Pfefferminzöl führte Mutter übrigens auch auf allen Reisen mit sich. Ein bis zwei Tropfen nahm sie morgens prophylaktisch ins Gurgelwasser, hatte sie Kopfschmerzen oder plagte sie der Münchner Föhn, massierte sie zwei Tropfen an die Schläfen. Litt man unter Verdauungsbeschwerden, bekam man ein Glas Tee oder war-

mes Wasser, in dem zwei bis drei Tropfen des Pfefferminzöls den heilenden Duft verbreiteten.
Ein Bad mit **Rosmarinöl** sollte man nur am Morgen nehmen, denn es aktiviert den Kreislauf, belebt und fördert die Durchblutung. Es macht also munter und ist das ideale Bad für Morgenmuffel. Mutter verwandte für sich außerdem hin und wieder **Traubenkernöl** oder süßes **Mandelöl** als Badezusatz. Das waren dann Schönheitsbäder.

Pfarrer Kneipp – Mutters bester Freund

Er predigte: »Wasser ist ein Muntermacher.« Mutter glaubte ihm. Er sagte: »Die Abhärtung ist ein für allemal die Hauptsache; wo diese fehlt, da fehlt auch die richtige Gesundheit und Kraft.« Mutter war der gleichen Meinung. Erstmal sprangen wir morgens unter die Dusche – abwechselnd heiß und kalt – einige Minuten lang, bis auch die letzte Müdigkeit aus den Poren verschwunden war und der Kreislauf auf Touren kam.

Wenn man müde und abgespannt nach Hause kam, empfahl Mutter das »Wassertreten«. Das, was andere Menschen am Strand taten, nämlich im Meer entlang zu spazieren, das taten wir zuhause in der Badewanne: Knöcheltief wurde kaltes Wasser in die Wanne eingelassen, und man lief darin – vorsichtig – auf und ab, auf und ab – einige Minuten lang.

Wenn einer von uns nervös war oder unter Schlaflosigkeit litt, gab es ein kaltes Armbad: Beide Arme gleichzeitig bis über die Ellbogen etwa dreimal fünf Sekunden ins Waschbecken tauchen. Das half auch meinem Vater, der zeitweise etwas zu hohen Blutdruck hatte.

Wenn man »erkältungsverdächtig« war, fröstelte oder mit nassem Habitus nach Hause kam, gab es als Vorbeugemittel ein warmes bis heißes Armbad. Manchmal wurde auch ein Absud von Kamille beigegeben, was die Wirkung erhöhte. Dieses Armbad konnte bis zu zehn Minuten ausgedehnt werden.

Ein weiteres probates Heilbad meiner Mutter war das ansteigende Fußbad: Ein Eimer mit warmem – nie mit kaltem!

– Wasser wurde bereitgestellt, danach heißes Wasser nachgegossen. Man blieb – mit den Füßen bis zur Wadenmitte – eine Viertelstunde drin und kam mitunter darauf schon ins Schwitzen. Aber es half: Bei Erkältungen, bei beginnenden grippalen Infekten, vor allem bei entzündlichen Vorgängen in Luftwegen, also allen Bronchialerkrankungen.

Pfefferminze – eine vielseitige Heilpflanze

Vom Pfefferminzöl mit dem Hauptbestandteil Menthol, das aus Blättern gewonnen und als Badezusatz verwendet wird, habe ich schon berichtet. Es hilft bei Erkältungen und grippalen Infekten. Ebenso wirkt es als Einreibemittel bei Kopfschmerzen oder Wetterfühligkeit und – innerlich angewendet – tropfenweise in heißem Wasser – als Gurgelmittel bei Halserkrankungen und Erkältungen. Durch das Inhalieren heißer Pfefferminz-Dämpfe werden auch hartnäckiger Husten und Stirnhöhlenkatarrh gelindert, die Heilung wird intensiviert.

Der Pfefferminztee gilt als magenstärkend, verdauungsfördernd, hilft aber auch bei Blähungen und ist als krampflösend und gärungswidrig bekannt. Demzufolge war Pfefferminze bei uns zu Hause immer reichlich vorhanden. Zwei Teelöffel Pfefferminze kamen auf eine Tasse, und man sollte täglich drei Tassen trinken. Schon Pfarrer Kneipp pries die vielseitigen Heilungsanzeigen dieser Arzneipflanze, die ursprünglich aus dem Fernen Osten kam.

Von Mutter weiß ich, daß Pfefferminze, reich an Gerb- und Bitterstoffen und an Fermenten, auch ein probates Mittel gegen Haarausfall ist.

Wissen Sie, daß in der kalten Jahreszeit all denen, die zu Haarausfall neigen, die Haare doppelt so schnell ausfallen wie im Sommer? Mutters Rezept, das in vielen Fällen eine gute Wirkung zeigte: Vier gehäufte Teelöffel Pfefferminze in einem Liter Wasser aufkochen. Zehn bis 15 Minuten ziehenlassen, abkühlen und abseihen. Als letzte Spülung nach dem Haarewaschen verwenden und kreisend in die

Kopfhaut einmassieren. In früheren Zeiten hat man auch den Kopfgrind der Kinder damit behandelt.
Noch ein letztes: Pfefferminztee eignet sich auch als heilende Mundspülung bei Zahnfleischentzündungen und Zahnschmerzen.

Pickel – so verschwinden sie

Bei Pickeln ging Mutter der Sache auf den Grund. Sie fand heraus, daß es häufig Ernährungsfehler waren, daß der Stoffwechsel gestört war und die Haut nicht mehr richtig durchblutet wurde.
Mediziner umschreiben dieses Krankheitsbild – an dem laut der letzten Statistik rd. sechs Millionen Menschen, meist Jugendliche, bei uns leiden – mit einer »verstärkten Verhornung der Hautporen, mit einer Überproduktion der Talgdrüsen, wodurch es zu entzündlichen Prozessen kommen kann.«
Mutter schwor auf Buttermilch und Hefe. **Buttermilch,** reich an hochwertigem Eiweiß und Lecithin, ist das A und O der Regeneration jeder Hautzelle. Die stoffwechselfördernden Vitamine – insbesondere der B-Gruppe – und die Mineralstoffe helfen Hautstörungen heilen und vorbeugen. Die in der Buttermilch enthaltene Milchsäure ist unentbehrlich für einen funktionierenden Darm – ein wichtiges Kriterium für eine gesunde Haut. Mutter legte regelmäßig einen Buttermilch-Tag ein: Dann trank sie über den Tag verteilt einen, bis eineinhalb Liter Buttermilch. Und sonst gar nichts.
Das heilende »Hautvitamin«, das fettlösliche Vitamin A, findet sich auch im Lebertran, in der Butter und im Eigelb.
Übrigens: Eine Maske, die man ganz schnell anrühren kann und die eine halbe Stunde auf dem Gesicht – oder den betroffenen Stellen – bleiben sollte: Buttermilch mit Mandelkleie und etwas Borax zu einem sämigen Brei verrühren – auflegen und danach mit warmem Wasser abwa-

schen. Dann nichts mehr auf die Haut geben, sie atmen lassen, sie braucht Sauerstoff.
Die zweite Empfehlung meiner Mutter war **Hefe**. Dank der vielen Vitamine, darunter den gesamten B-Vitaminen, sowie den Aminosäuren, Mineralstoffen und Spurenelementen und Proteinen, ist die Hefe (Bierhefe in Pulver- oder Tablettenform) ein geradezu klassisches Mittel gegen Hautunreinheiten aller Art.
Hilfreich – über mehrere Wochen hinweg – ist auch die Einnahme von **Lebertran**: Ein Teelöffel morgens auf nüchternen Magen. Regelmäßig! Erst eine halbe Stunde danach frühstücken.
Schließlich gibt's natürlich auch den passenden Kräutertee: Brennesseln, Bohnenschalen und Birkenblätter zu gleichen Teilen mischen und täglich trinken.
Dies alles würde ich als »Haut-Diät« von innen bezeichnen. Weil beispielsweise auch der Tee den Darm entgiftet und von Stoffwechselschlacken befreit, die über das Blut die Haut schädigen. Ebenso wie die Hefe und die Buttermilch. Man sollte diesen natürlichen Mitteln vertrauen!

Quark – ein Gesundmacher

Früher wurde bei uns zu frischen Pellkartoffeln – besonders zu den neuen, jungen Kartoffeln im Frühjahr – Quark aufgetischt. Mit reichlich Schnittlauch.

Da machte es auch nichts aus, wenn meine Freunde dablieben, von Mutters Portionen wurde jeder satt. Und selbst wenn man große Mengen davon aß, er »lag nicht im Magen«. Mutter hielt viel von Quark: Er war leicht verdaulich, außerdem ist er einer unserer besten Calciumlieferanten – und er ist billig. Heute wie früher. Auch die Herstellung ist gleich geblieben. Was früher die Hausfrau tat, macht heute die Molkerei: Die Milch wird gesäuert; so entsteht »dicke« Milch, der dann ein Großteil ihrer Flüssigkeit, nämlich die Molke, entzogen wird.

Heraus kommt: Quark.

Das Calcium im Quark ist gut für die Muskeln, für die Festigkeit von Zähnen und für die Belastbarkeit der Knochen. Calciummangel begünstigt Abbauprozesse in der Knochensubstanz und häufig Schmerzen in den Gelenken. Auch Frauen in den Wechseljahren sollten viel Quark essen. 1000 mg Calcium pro Tag hält die Weltgesundheitsorganisation (WHO) für Frauen in den Wechseljahren für unbedingt erforderlich!

Quark hilft auch der Leber beim Entgiften. Außerdem kann das Eiweiß im Quark (Milcheiweiß) vom Organismus vollständig verwertet werden, und durch den Gehalt an Milchzucker wird die Darmflora günstig beeinflußt. Eine Menge Pluspunkte...

Für Mutter war Quark ein »Gesundmacher«, auch auf an-

derem Gebiet: Wenn wir mit einem Sonnenbrand nach Hause kamen, legte Mutter sofort einen kühlenden Quarkumschlag auf die schmerzenden Stellen, der die Hitze aus der Haut zog und die »Verbrennung« linderte.
Es war zwar nicht das angenehmste Gefühl, aber man wußte, daß es half. Die Haut hat sich in den seltensten Fällen geschält.

Rettich – gut für die Galle

Rettich gab's früher nur im Sommer. Dann stand bei uns ein großer Teller mit geraspeltem oder geschnittenem Rettich auf dem Tisch. Und dazu aßen wir Butterbrote mit Schnittlauch.

Fest stand schon immer, daß der Rettich gegen krankmachende Bakterien und bei Verdauungsbeschwerden half. Er unterstützt aber auch die Lebertätigkeit und aktiviert den Gallenfluß.

Ärger und Wut hingegen hemmen den Gallenfluß. Meine Mutter wußte das und erzählte den »Unwissenden« bei solchen Gelegenheiten eine kleine Episode vom Dichter Eduard Mörike. Der stellte fest, daß es ihm merklich besser ging, wenn er nach einem Ärger oder einem Wutanfall in den Garten rannte und sich einen Rettich holte...

Damit hat er etwas getan, was heute auch von naturheilkundigen Ärzten empfohlen wird. Denn inzwischen weiß man, daß Rettich, mit seinen Mineralstoffen, Vitaminen, Fermenten und vor allem den Senfölen, nicht nur eine antibiotika-ähnliche Wirkung gegen Viren und Pilze hat, sondern auch den Gallenfluß anregt. Daß er außerdem bei Erkrankungen der Gallenwege hilft, die Bildung von Gallengries zu stoppen vermag und der frische Saft des Rettichs darüber hinaus bei Entzündungen der Gallenblase heilend wirkt.

Wenn Sie also die Galle »drückt«, versuchen Sie es mal mit einer Rettichsaft-Kur, die bei meiner Mutter sommers immer auf dem Programm stand: 14 Tage lang täglich

ein Glas Rettichsaft trinken. Pur natürlich. Und am besten den vom schwarzen Rettich.
Untersuchungen haben ergeben, daß Gallenerkrankungen im süddeutschen Raum im Vergleich zum Norden seltener auftreten. Man führt das auf das häufigere Rettich-(=Radi)-Essen zurück!
Diese uralte Kulturpflanze, die schon bei den Ägyptern hoch im Kurs stand, hat noch eine weitere außerordentlich positive Wirkung: Rettichsaft, frisch ausgepreßt und mit Honig gesüßt, gilt als schleim- und hustenkrampflösend. Er wirkt also bei Husten (oftmals sogar bei Keuchhusten), Heiserkeit und Bronchialkatarrh. Das Kochwasser von klein geschnittenem Rettich, trinkwarm und schluckweise getrunken, hat die gleiche Heilwirkung.
Der Rettich, bayrisch Radi, hat übrigens jetzt ein amtliches Siegel: Er wurde als »Arzneimittel gegen Verdauungsbeschwerden und Entzündungen der oberen Luftwege« vom Bundesgesundheitsamt offiziell als Heilmittel anerkannt.

Rheuma – Arnika bringt Linderung

Arnika und Johanniskraut waren weniger Hausmittel meiner Mutter als die Lieblingskräuter meines Vaters und seines Turnvereins.
Auf Arnika legte er besonderen Wert und sorgte dafür, daß immer genügend im Haus war. Es verging kaum ein Jahr, in dem der »Arnika-Spiritus« nicht angesetzt wurde.
Möglichst frische Blüten wurden mit 70%igem Alkohol aus der Apotheke übergossen und das Ganze 14 Tage lang in einer verkorkten klaren Flasche ans Fenster gestellt. Danach wurde abgeseiht und die Rarität in der Hausapotheke aufbewahrt.
Gebraucht wurde die Arnika-Tinktur allemal: Ob es rheumatische Gelenkbeschwerden waren, ein Hexenschuß, ein Muskelkater oder Verletzungen, verursacht durch Schlag und Stoß. Das Mittel der Wahl war immer die Arnika-Tinktur, mit dem die Turner die schmerzhaften Stellen massierten und einrieben.
Der gute Heilerfolg – übrigens schon gepriesen von Altmeister Kneipp und Turnvater Jahn – ist sowohl auf die zusammenziehende und antiseptische Wirkung des ätherischen Öls, als auch auf die in der Blüte enthaltenen Gerb- und Bitterstoffe zurückzuführen.
In manchen Gegenden heißt Arnika auch »Fallkraut«, weil es die Folgen von Stürzen und Hinfallen offenbar besonders günstig zu beeinflussen vermag.
Die Wirkung bei rheumatischen Beschwerden ist sicher nicht nur auf die alkoholische Lösung zurückzuführen, sondern auf die bessere Durchblutung der Haut infolge der

Arnika-Essenz. Deshalb empfehlen sich Umschläge, bei denen die Arnika-Tinktur im Verhältnis 1 : 4 mit Wasser verdünnt werden sollte.

Die Überlieferung besagt auch, daß Arnika die Durchblutung des Herzens und der Herzkranzgefäße anregt, so daß mitunter leichtere Formen von Herzrhythmusstörungen durch Arnika-Tinkturen günstig beeinflußbar sind. Schon Goethe ließ sich bei seinen Herzbeschwerden hin und wieder einen Arnikatee zubereiten.

Wie bei allen hochwirksamen Heilpflanzen ist jedoch vor Überdosierung zu warnen. Der Magen kann mit Unverträglichkeit reagieren, es können auch Hautallergien auftreten. Also Vorsicht!

Rote Bete – eine Mineralienbombe

Der Winter kommt, und mit ihm kommen Erkältungen – das Frühjahr kommt, und es ist das Gleiche...
Husten, Schnupfen, grippale Infekte – wir waren eine besonders widerstandskräftige Familie – dank meiner Mutter.
In den Wintermonaten, bis in den März hinein, gab es bei uns mindestens einmal in der Woche Rote Bete (Rote Rüben).
Mutter dünstete die Knollen in Salzwasser, schälte sie und schnitt sie in Scheiben. Dann wurden sie, noch heiß, mit drei Eßlöffeln Essig – heute nimmt man den Kartoffelessig – übergossen. Zum Schluß kam eine kleingeschnittene Zwiebel dazu und eine Prise Zucker. Gewürzt wurde mit Salz und Kümmel. Und gespart wurde nie an den dunkelroten Knollen.
Heute weiß man, warum Rote Bete so gesund sind: Sie enthalten fast alle wichtigen Vitamine, verschiedene Enzyme, wertvolle Mineralien wie Kalium, Calcium, Phosphor, Schwefel, Jod, Eisen und Kupfer und dazu noch Spurenelemente.
Rote Bete fördern die Verdauung, entwässern den Körper und sorgen dafür, daß zuviel Harnsäure, die Gicht und Rheuma verursachen kann, ausgeschieden wird.
Wie man heute weiß, enthält dieses Gemüse auch einen pflanzlichen (roten) Farbstoff, der das Blut verbessert und der rote Blutkörperchen bilden hilft. Sie speichern den Sauerstoff und transportieren ihn zu allen Zellen des Körpers. Das ist auch ein wichtiger Faktor bei der Vermehrung von Krebszellen: Untersuchungen haben ergeben, daß

Krebszellen unter anderem den Sauerstoff nicht richtig verwerten. Rote Bete aktivieren nachweislich die Zellatmung.
Wenn zu Hause Rote Bete nicht gegessen wurde, hat man sie getrunken: Täglich 1/4 l Saft hatte eine vorbeugende Wirkung gerade in Zeiten, in denen Infektionskrankheiten, Grippe oder Erkältungswellen auftraten – und er half früher so gut wie heute. Rote-Bete-Most steht auch heute noch bei uns auf dem Tisch.

Schlaf – die nächtliche Revitalisierung

Gesunder, tiefer Schlaf ist eine Gabe des Himmels, für die wir, wenn wir sie besitzen, gar nicht dankbar genug sein können. Denn nichts ist so verjüngend wie eine gesunde Nachtruhe.
Bei Schlafbeschwerden schwor Mutter auf Hopfen-Melisse-Tee. Sie mischte einen Teelöffel Hopfenblüten mit zwei Teelöffeln Melisseblättern, übergoß sie mit einem halben Liter kochendem Wasser und ließ sie zehn Minuten ziehen.
Die beruhigende, schlafördernde Wirkung des Hopfens liegt in seinen Bitterstoffen. Sie unterstützen die Leber bei ihrer Arbeit. Das in der Melisse enthaltene ätherische Öl beruhigt die Atmung und den Puls und senkt den Blutdruck.
Wer nachts regelmäßig zwischen zwei und vier Uhr aufwacht, leidet meist nicht an Schlafstörungen, sondern an Leber- und Verdauungsstörungen. Mutters Tee ist da ein guter Helfer.
Oftmals ist auch Calciummangel für die Schlaflosigkeit verantwortlich. Jeder Mensch sollte am Tag ein Gramm Calcium zu sich nehmen – das ist die Menge, die in einem Liter Milch enthalten ist.
Hierbei kann es sich auch um Magermilch oder Buttermilch handeln. Da sich das Calcium in Säure löst, versorgen uns saure Milchsorten wie Buttermilch oder Joghurt besonders gut mit Calcium, das gelöst schneller und vollständiger durch die Darmwände absorbiert werden kann.

Die Wirkung der Milchgetränke, die man als Schlummertrunk vor dem Schlafengehen empfiehlt, beruht hauptsächlich auf dem Calciumgehalt der Milch: Das Calcium entspannt die Nerven und fördert so einen gesunden Schlaf.
Auch ein Teelöffel Honig enthält ungefähr soviel Calcium wie ein halbes Glas Milch. Deshalb ist eine Tasse warme Milch mit zwei Teelöffeln Honig auch heute noch – wie schon erwähnt – mein bevorzugter Schlaftrunk.

Schnupfen – dagegen läßt sich etwas tun

Jeder meint zwar immer, Schnupfen sei keine Krankheit – aber dennoch: die Augen schmerzen, die Nebenhöhlen sind geschwollen, die Nase ist rot, tropft; man niest, fühlt sich schlapp und nur als halber Mensch. Wenn man aber rechtzeitig vorbeugt, muß es soweit gar nicht kommen.
Lag Schnupfen in der Luft, wurde Mutter energisch. Erst mal kam das heiße Fußbad mit dem Zusatz von ein bis zwei Eßlöffeln Salz, das man etwa zehn Minuten ertragen mußte. Dann gab es Inhalationen mit dampfendem Kamillentee (Kopf über eine Schüssel halten mit eben diesem Teeaufguß, ein Handtuch drüber und die Dämpfe einatmen). Dazu mußte man auch einen Kamillentee trinken, dem der Saft einer Zitrone und Honig oder Kandis zugesetzt wurden, oder ein Glas heißes Wasser mit einigen Tropfen Thymianöl. Die ätherischen Öle des Thymian wirken über die Lungen und gelangen bis zur Nasenschleimhaut, wo sie örtlich schleimlösend und abschwellend wirken.
Solchermaßen gestärkt, tat Mutter noch ihre Ratschläge hinzu: Zugluft und nasse Füße vermeiden, bei Wind und Regen nicht ohne schützende Kopfbedeckung umherlaufen und keine Mädchen küssen, wenn sie schnupfenverdächtig aussehen oder es sind. Letzteres galt nur für mich.
Mutter vertrat auch die Auffassung, wenn ein Schnupfen den Menschen mit Brachialgewalt überfalle, solle man ihn »rauslassen«, denn oftmals sei es ein »Großreinemachen« des Körpers.

Was man heute noch für Therapien anwendet

Dem Körper reichlich Vitamin C geben, um die Abwehrkräfte zu mobilisieren: Zitrusfrüchte essen, Orangen, Grapefruits, Kiwis – und dazu noch täglich ein bis zwei Brausetabletten Vitamin C, und zwar gleich bei den ersten Anzeichen.
Öfters am Tag zwei bis drei Tropfen Pfefferminzöl auf die Fingerkuppen träufeln und sekundenlang unter die Nase halten – tief einatmen... die Nase wird wieder frei.
Sowohl vom Honig wie vom Obstessig weiß man, daß beide den von den Erkältungsviren angegriffenen Zellstoffwechsel wieder in die richtigen Gleise bringen können.
Auch Präparaten, die Pflanzenextrakte wie Eisenhut, weißer Nieswurz und gelben Enzian enthalten, sprechen Ärzte heute eine gute Wirkung zu.

Spargel – eine Delikatesse hilft entwässern

Alle Jahre wieder freute sich die Familie auf den frischen Spargel. Spargel wird im Mai und Juni gestochen und gedeiht am besten auf sandigen Böden bei mildem Klima. Schon Griechen und Römer schätzten ihn, und auch bei uns galt er als Delikatesse. Mutter pries aber auch seine gesundheitlichen Pluspunkte: Er wirkt entgiftend und entwässernd, bei Nieren- und Blasenleiden, ebenso bei Hautleiden – kein Wunder bei dieser Fülle von Inhaltstoffen: Spargel ist reich an Vitamin A, B und C, an Eisen, Phosphor und Kalk; er besteht zu 93% aus Wasser, aber die restlichen 7% haben es eben in sich. Da sind auch noch ätherische Öle und Asparagin... Was er dagegen wenig enthält, sind Kalorien: ein halbes Pfund Spargel hat nur 50 Kalorien!
In den Monaten, in denen Spargel frisch gestochen wird, also im Mai und Juni, sollten Sie eine gesunde Diät einlegen. (Ich bin immer dafür, die Diäten mit den Jahreszeiten in harmonischen Einklang zu bringen!) 250 g Spargel enthalten auch ungefähr ein Drittel unseres Tagesbedarfs an Vitamin B und etwa die Hälfte an Vitamin C.
Nach reichlichem Spargelgenuß kann der Urin oft einen penetranten Geruch haben – keine Panik: Das ist nur ein Zeichen dafür, daß der Spargel die im Körper angesammelten Giftstoffe mit ausschwemmt.
Spargel gehört zu den ältesten Heil- und Kulturpflanzen, und schon 3000 v. Chr. wurde er im alten China gelobt und verwendet. Auch in den Grabkammern berühmter Ägypter wurde er gefunden. Später verschrieb ihn Hippo-

krates, der geniale Arzt des klassischen Altertums, gegen mancherlei Gebrechen, unter anderem verordnete er ihn gegen Hüftweh.
In der Homöopathie werden heute Asparagustropfen als Heilmittel angewandt gegen chronische Blasenleiden, beginnende Impotenz bei Männern, ebenso gegen rheumatische Beschwerden und Gicht.

Spinat und Sellerie – kaum je genug

Ein weiteres Gemüse, das Mutter häufig auf den Tisch brachte, war Spinat. Ich aß ihn nicht gern, aber Mutter meinte: »Er sorgt für die Blutbildung«, weil er eine Menge Eisen enthält.
Eisen ist lebenswichtig. Denn jedes rote Blutkörperchen braucht Eisen, um den Sauerstoff im Blut transportieren zu können. Fehlt Eisen, dann kann der Mensch blutarm, krank und müde werden. 100 g Spinat enthalten 4,1 mg Eisen – nur die Brunnenkresse übertrifft ihn noch.
Mutter bereitete Spinat auch als Salat zu. Ihr Rezept: Ein Kopfsalat und 200 g feingeschnittener Spinat werden mit etwas Öl und Essig übergossen, mit etwas Zitronensaft und Schnittlauch gewürzt und mit Radieschen garniert.
Manche Menschen halten Spinat auch für wirksam bei Hautausschlag und Magenverstimmung.
Früher gab es im Winter kaum frisches Gemüse. Da man aber Sellerieknollen lagern konnte, stand bei uns von November bis März statt Spinat Sellerie auf der Speisekarte. Seine vielen Vitamine stärken die körpereigene Abwehr. Vor allem aber enthält er harntreibende Stoffe, die Schlakken ausscheiden. Der Sellerie stärkt die Nerven und den Magen und kräftigt die Leber.
Daß Sellerie auch die Potenz stärkt, erzählt man sich am Stammtisch. Mitunter stimmt es sogar. Frischer Sellerie enthält nämlich ätherische Öle, die für eine bessere Durchblutung der Geschlechtsorgane sorgen.
Wie bei Rheuma kann Sellerie auch bei der Behandlung von Zuckerkrankheit (Diabetes) vorbeugend und unter-

stützend wirken. Denn im Sellerie wurden Hormone entdeckt, die eine ähnliche Wirkung haben wie das von der Bauchspeicheldrüse produzierte zuckerabbauende Insulin.
Tip: Geschälter Sellerie verfärbt sich leicht. Das ist auf die Oxydation des ätherischen Öls mit dem Sauerstoff der Luft zurückzuführen. Ein Schuß Essig oder einige Tropfen Zitrone ins Kochwasser verhindern das »Dunkelwerden«.

Trauben – Kuren, die munter machen

Da wir im Weinanbaugebiet um Würzburg und in der Pfalz lebten, war es selbstverständlich, daß es bei uns im Herbst Trauben gab. Man aß sie mit einem solchen Appetit, daß an manchen Tagen auf andere Nahrungsmittel fast verzichtet werden konnte. Auch frisch gepreßter Traubensaft wurde getrunken.

Der hohe Gehalt an Fruchtsäuren, Ballaststoffen und Pektinen macht die Trauben zu einem guten Mittel gegen Verstopfung. Trauben- und Traubensaftkuren sind überhaupt als ideales Blutreinigungs- und Entschlackungsmittel anzusehen und besonders bei Leber-, Gallen-, Nieren- und Gelenkleiden, bei Gicht und Rheuma beispielsweise, empfehlenswert. Nicht zuletzt bei Übergewicht und dem meist damit einhergehenden Bluthochdruck erzielen Traubenkuren häufig eine positive Wirkung. Bei Durchfällen hilft Traubensaft hauptsächlich wegen seines hohen Mineralstoffgehaltes: Verlorengegangenes wird schnell wieder aufgefüllt.

Wie heute bekannt ist, enthalten die blauen Weintrauben einen antibakteriellen Farbstoff, das sogenannte Oenin, das auch in Roter Bete, in Heidelbeeren und in schwarzen Johannisbeeren vorkommt. Dieser Farbstoff beugt Darminfektionen vor.

Wegen der hohen Insektizidmengen, die heutzutage versprüht werden, ist es notwendig, die Trauben vor dem Essen mehrmals – zuerst warm bis heiß – zu waschen.

Anno dazumal reiste man zur Traubenkur nach Meran in Südtirol. Eine Traubenkur ist aber auch zu Hause möglich und für jeden durchaus erschwinglich. Machen Sie auch einmal eine Kur mit Trauben – Ihrer Gesundheit zuliebe. Mutters Rezept: Nach dem Morgentee vormittags ein Pfund Trauben, mittags und abends. Die Abendmahlzeit sollte nicht später als 18 Uhr eingenommen werden – dann stellt sich der Verdauungsapparat auf Sparflamme um!

Verdauung – ein leidiges Thema

Früher war's nicht ganz so schlimm, aber heute leiden rund acht Millionen Frauen und fünf Millionen Männer unter chronischen Verdauungsbeschwerden.
Die meisten nehmen Abführmittel und ahnen nicht, daß sie dadurch ihr Leiden nicht los werden. Und sie ahnen auch nicht, wie sehr sich diese Beschwerden auf den allgemeinen Gesundheitszustand auswirken. Kopfschmerzen, Müdigkeit, schlechte Laune sind die häufigste Folge von Verdauungsbeschwerden; aber auch Kreislaufstörungen und unreine Haut.
Meine Mutter stellte uns in solchen Fällen **vor** dem Frühstück ein Glas Glaubersalzwasser auf den Tisch: Eine kräftige Messerspitze Glaubersalz (oder früher Karlsbader Salz) wurde in einem Glas warmen Wasser aufgelöst.
Schon am selben Tag, spätestens aber am dritten, spürte man die Wirkung. Dazu wurden wir ein bißchen auf Diät gesetzt. Es gab Dickmilch mit Obst oder ein Müsli aus rohen Getreideflocken, Vollkorn- oder Bauernkornbrot. »Ballaststoffe« würden wir heute sagen...
Mutter tischte viel Gemüse auf, Kartoffeln, Zwiebeln, alles mit reichlich **Kümmel** gewürzt. Kümmel ist sehr wichtig, denn er regt die Darmtätigkeit an, seine Spurenelemente und ätherischen Öle wirken krampflösend. Außerdem verhindern sie Blähungen und Völlegefühl. (Deshalb an alle Kohl- und Kraut-Gemüse immer etwas Kümmel geben.)
In hartnäckigen Fällen empfahl meine Muter den »Kümmeltee«: Man läßt einen Teelöffel Kümmelsamen kurz

aufkochen und zehn Minuten zugedeckt ziehen. Vom abgeseihten Tee soll man täglich zwei bis drei Tassen trinken.
Heute wie damals weiß man: Jeden Bissen der Nahrung gründlich kauen und einspeicheln! Das nimmt dem Darm viel Arbeit ab, die Verdauung funktioniert reibungsloser. Es heißt: Eine gute Verdauung beginnt im Mund.
Und noch etwas können Sie tun: Gleich nach dem Aufwachen – noch im Bett – den Bauch fest anspannen, nach drei Sekunden wieder lockerlassen. Diese Übung zehnmal wiederholen, das regt den Darm zur Arbeit an.

Was man heute noch für Therapien anwendet

Immer noch die Glaubersalz-Therapie: Glaubersalz ist Bestandteil des Meerwassers. Es wird in den Salzstöcken der Salzbergwerke gefunden und kommt in sogenannten Glaubersalz-Heilquellen (beispielsweise in Bad Mergentheim, Bad Hersfeld) vor. Schon zu Goethes Zeiten galt das Glaubersalz-Heilwasser als natürliche und schonendste Abführhilfe.
Neben Schonkost hilft chronisch Kranken oftmals eine sogenannte Symbioselenkung oder eine F. X. Mayr-Kur (in leichteren Fällen eine »Milde Ableitungskur nach Dr. Rauch«). Auch eine Segment-Behandlung in Form von Quaddeln bewirkt oftmals, daß selbst Patienten mit jahrelanger Obstipation beschwerdefrei werden.
Hilfreich in hartnäckigen Fällen ist auch die Akupunktur (links der Lendenwirbelsäule wird eine Silbernadel in den sogenannten Obstipationspunkt gesetzt).

Wasser – wichtig wie Luft

Mutter schwor auf Wasser. Innerlich und äußerlich. Außerdem vertrat sie den gesunden Standpunkt, die »Wassereinfuhr« müsse immer der »Wasserausfuhr« entsprechen.

Ärzte von heute sagen es so: Die Menge des täglich zu trinkenden Wassers – etwa zweieinhalb Liter – sollte genau der Menge des ausgeführten Wassers entsprechen, das sich im Urin, im Stuhlgang, in der ausgeatmeten Luft und im Schweiß befindet.

Wußten Sie, daß der Körper eines Kleinkindes zu 70% aus Wasser, der Körper eines Erwachsenen dagegen etwa zu 60% und der Körper eines älteren Menschen nur noch zu rund 40% aus Wasser besteht?

Aus meiner Zeit im Elternhaus sind mir besonders drei »Wasser-Therapien« meiner Mutter im Gedächtnis geblieben:

- ein Glas Wasser
- eine Dusche
- ein Fußbad

Solange ich mich erinnern kann, trank meine Mutter morgens auf nüchternen Magen ein großes **Glas warmes Wasser,** um, wie sie sagte, »die Verdauung in Gang zu bringen« . . .

Dann gab's jeden Morgen eine **Wechseldusche** in der Badewanne. »Da wacht man erst richtig auf, das aktiviert den Körper«, meinte sie und hatte recht. Außerdem mobilisiert es die Abwehrkräfte und härtet ab, wovon ich auch heute noch überzeugt bin.

Und wenn einer von uns verräterisch schnüffelte, nieste oder den Hustenreiz schon im Hals spürte, dann wurden seine Füße in ein ansteigendes heißes **Fußbad** getaucht, dem ein bis zwei Eßlöffel Salz beigegeben wurden. Anschließend wurde man warm eingepackt, ins Bett gesteckt, und nur selten kam danach eine Erkältung massiv zum Ausbruch.
Schließlich gab es noch das **Armbad.** Das Armbad, bei dem das Waschbecken mit kaltem Wasser gefüllt wurde, wirkte besonders erfrischend bei sommerlicher Hitze, Abgespanntheit oder Streß. Später im Büro habe ich es häufig praktiziert: Arme bis zum Ellenbogen ins kalte Wasser tauchen, ein bis zwei Minuten lang – dabei kann man auch wunderbar entspannen und abschalten. Dann nicht abtrocknen, sondern die Arme schütteln, bis sie trocken sind.
Einer von den Tips, die so wirksam sind – und nichts kosten.

Wechseljahrbeschwerden – Mutter wußte Rat

Mutter war eine normal empfindende Frau. Ob Pubertät oder Wechseljahre – sie betrachtete sie als zum Leben gehörende Phasen, wie die Jahreszeiten, die kommen und gehen...

Deshalb fiel uns eigentlich nur auf, daß sie in dieser Zeit vorzugsweise zwei Tees trank: **Frauenmantel-** und **Johanniskraut-Tee**. Die Inhaltsstoffe des Frauenmantel-Krauts wirken herzstärkend und entkrampfend, und Paracelsus rühmte schon vor ungefähr 400 Jahren, daß der »Frauenmantel imstande sei, innere und äußere Wunden zu heilen«.

Die Zubereitung ist einfach: Ein Teelöffel davon kommt in eine Tasse heißes Wasser, dann drei bis fünf Minuten ziehenlassen und den Tee abends schluckweise trinken.

Mutter schaltete in dieser Zeit immer wieder Fastentage ein, die ihr ebenso gut bekamen wie eine halbstündige Ruhepause am Mittag. Dennoch wurden diese Riten mit der Zeit wieder aufgegeben, meine Mutter wirkte mit altem Tatendrang – geblieben sind nur die Kräutertees.

Neben dem Frauenmantel war es auch der Johanniskraut-Tee, der besonders an hektischen Tagen half, Nerven und Psyche zu beruhigen und auch als Schlaftrunk gute Wirkung zeigte.

Auch hier genügt ein Teelöffel des Johanniskrauts auf eine Tasse heißen Wassers; zugedeckt fünf Minuten ziehenlassen. Morgens nüchtern getrunken und abends hilft er am besten.

Was man heute noch für Therapien anwendet

Akupunktur – »Meisterpunkt des Klimakteriums«, der sich rechts und links der Wirbelsäule befindet.
Schon nach einigen Behandlungen kommt der gestörte Hormonhaushalt wieder ins Gleichgewicht.
Homöopathie – zwei Präparate, die Sie in der Apotheke kaufen können, haben sich bewährt: eines mit den Wirkstoffen der Clematis, Küchenschelle, Rosmarin und Salbei; das andere, das hochwirksames Schlangengift enthält und speziell bei Depressionen eingesetzt wird.

Wein – ein Lebenselexier

Vater sagte »Prost«, wenn es Wein gab, Mutter »Auf die Gesundheit!« Ich habe schon einmal erwähnt, daß wir, meine Eltern und ich, in Weinanbaugebieten lebten, in denen Wein natürlich immer die Nummer eins – vor dem Bier – war. Schon in der Antike wurde dem Wein eine lebensspendende, lebenserhaltende und lebensverlängernde Wirkung zugeschrieben.

Cäsar befahl seinen Truppen, die ihnen zugeteilte Menge Rotwein zu trinken, um Darmerkrankungen vorzubeugen. Auch im Zweiten Weltkrieg gehörte das tägliche Quantum Rotwein zum selbstverständlichen Versorgungskontingent der italienischen Truppen. Und wohl nicht zufällig blieben die Italiener von Darminfektionen wie Typhus und Ruhr weitgehend verschont.

Die »Glanzzeit« des Weines war das Mittelalter; Wein galt als Durst- und Kummerlöscher, als stärkender und heilender Trank. Man sagte: »Wein stärkt die Eingeweide, vertreibt die Sorgen und die Krankheiten aus den Gelenken, erzeugt Heiterkeit und Freude.« Das war auch die Meinung meiner Eltern. Beide tranken gern Wein. Ebenso wie ich auch.

Heute ist erwiesen, daß Weintrinker weniger zum Herzinfarkt neigen, weil Wein die Durchblutung fördert, das Herz entlastet und auch das Risiko der Blutgerinnung in den Herzkranzgefäßen vermindert. Es ist ein kleines **Aber** dabei: Denn der gesündeste und bekömmlichste Wein ist der, der zum Essen getrunken wird – und es sollte ein trockener reiner Wein sein, eher spritzig und leicht.

Er fördert in diesem Fall Magensaftproduktion und kurbelt sachte die Verdauung an – natürlich sollte man ihn in Maßen und nicht literweise trinken – denken Sie daran, wenn Sie die nächste Flasche Wein öffnen...

Wickel – helfen heilen

»Mit einem nassen Handtuch kann man oft besser heilen als mit einer ganzen Apotheke.« Dieser Ausspruch stammt von Dr. Schwenninger, dem Leibarzt des Fürsten Otto von Bismarck, und nicht von meiner Mutter, obwohl sie mit dieser Ansicht völlig konform ging.
Wozu noch Wickel? fragt mancher heute, wenn es Penicillin gibt und Medikamente, die man nur einnehmen muß? Mir scheint, es ist Zeit, sich im Umgang mit der Krankheit auf die naturheilkundlichen Möglichkeiten zu besinnen. Beispielsweise auf die »Wickel-Therapie«, die meine Mutter – und mit ihr eine ganze Generation – jahrzehntelang mit Erfolg anwandte.
Prießnitz gilt als Begründer der Wasserheilkunde und Vorläufer von Sebastian Kneipp; man nennt den feuchten Wickel noch heute »Prießnitzwickel«. Und ein Wickel galt als »das« Hausmittel gegen Krankheiten, zur Linderung der Beschwerden und zur schnellen Genesung.
Bei Fieber oder Entzündung (fragen Sie im Zweifelsfall Ihren Hausarzt) ist die Anwendung eines **kalten** Wickels eine sehr effektive Heilmaßnahme:
Erstens wirkt die Kälte wärmeentziehend und damit fiebersenkend. Der Wickel muß gewechselt werden, sobald er durch die Körperwärme selbst warmgeworden ist. Das ist meist nach 25 bis 30 Minuten der Fall. Zweitens wirkt ein kalter Wickel als echter Heilreiz, denn die verbesserte Zirkulation in Blut- und Lymphgefäßen steigert die Abwehrkräfte des Organismus. Drittens werden Krankheits- und Giftstoffe über die Haut »abgeleitet«.

Im großen Freundes- und Verwandtenkreis meiner Mutter waren es natürlich die akuten fieberhaften Erkrankungen, die eine »Wickeltherapie« beziehungsweise eine »Roßkur« von Schwitzpackungen erforderlich machten.
Hatte man eine Angina, eine Bronchitis oder einen grippalen Infekt »ausgebrütet«, so riet meine Mutter zu diversen **Teilwickeln:** zum Beispiel zum **Halswickel**, zum **Brust-** und zum **Wadenwickel**.
Entscheidend war und ist das richtige Anlegen des Wickels – es geschieht fast immer nach dem gleichen Prinzip. Die Wickel bestehen grundsätzlich aus drei Tüchern:
– einem aufsaugenden Leintuch als nassem Tuch
– einem luftdurchlässigen Zwischentuch und
– einem größeren wärmenden Frotteetuch
Alle drei Wickel, Hals-, Brust- und Wadenwickel, wirken schmerzstillend sowie heilend:
Der Halswickel beeinflußt günstig Entzündungen der Halsorgane und bessert auch die Durchblutung der Schleimhäute, Schnupfen und Nebenhöhleninfektionen.
Der Brustwickel – ebenso wie der Halswickel als kalter Prießnitzumschlag – hilft bei Infektionskrankheiten sowie bei Gefährdung der Atemwege.
Der Wadenwickel gilt als Mittel der Wahl vor Fieberzäpfchen und Grippetabletten, mit einem Zusatz von Essig zur Beschleunigung der Fiebersenkung.

Anhang

Wichtige Naturheilmethoden

Akupunktur

Akupunktur (acus = Nadel, punctura = Stich) ist die über 5000 Jahre alte Grundlage der chinesischen Medizin zur reflektorischen Beeinflussung der Organe durch Einstechen mit besonderen Gold- und Silbernadeln in spezielle Hautzellen. Die Akupunktur erfordert genaue Kenntnisse der Anatomie, der Physiologie und der Pathologie. Für den erfahrenen Therapeuten gibt es kaum eine Krankheit, die nicht durch die Akupunktur positiv zu beeinflussen ist.

Neuraltherapie

Hierbei bewirken Injektionen – in den meisten Fällen handelt es sich um Procain-Injektionen – an der richtigen Stelle eine Heilung über das Nervensystem, um das gestörte Gleichgewicht des Körpers wiederherzustellen und damit die Krankheit zu beseitigen. Nicht selten vermag die Neuraltherapie auch operative Eingriffe zu ersetzen (»unblutiges Messer der Chirurgie«). Auch hier sind allerdings genaueste anatomische Kenntnisse und eine sichere Beherrschung der Technik die Voraussetzung für eine erfolgreiche Behandlung.

Homöopathie

Die Homöopathie (homoios = ähnlich, pathos = Leiden) wurde von dem Meißener Arzt Samuel Hahnemann entwickelt, dessen Maxime bis in die heutige Zeit gültig ist: »Man wende in der zu heilenden Krankheit dasjenige Arzneimittel an, welches eine möglichst ähnliche Krankheit zu erregen imstande ist – und jene wird geheilt werden.« Also die sogenannte »Ähnlichkeitsmethode«: »Ähnliches wird mit Ähnlichem behandelt«. Zum zweiten die sogenannte Potenzierung, die auf der Annahme beruht, daß die günstige Wirkung einer Arznei durch fortschreitende Verdünnung verstärkt, also potenziert wird.

Große Naturheiler

Wer war Kneipp?

Sebastian Kneipp, 1821 geboren, Pfarrer und »Wasserdoktor«, war selbst sein bester Kronzeuge für die Heilkraft der Natur, für seine späterhin propagierte erfolgreiche Wassertherapie: Er versuchte, seine Lungentuberkulose – bei der die Ärzte nicht mehr helfen konnten – durch kalte Tauchbäder in der Donau zu heilen – und hatte Erfolg damit. Seitdem faszinierte ihn die Heilkraft des Wassers – zudem bekam er als Student noch eine damals mehr als 100 Jahre alte Schrift des Mediziners Johann Sigmund Han mit dem Titel »Unterricht von Kraft und Wirkung frischen Wassers« in die Hände, die ihn in seiner Denkweise bestätigte. Neben seiner Tätigkeit als Seelsorger behandelte Kneipp ab 1855 in Wörishofen. Hilfesuchende erhielten seine Wasseranwendungen, seine »Kneippschen Kaltgüsse«. Sein Ruf als »Wunderheiler« verbreitete sich schnell – er geriet in Konflikt mit der etablierten Medizin. Kneipp schlug vor, daß die »Hydrotherapie« als Lehrmethode Eingang in die Universitäten finden solle – einen Lehrstuhl für Hydrotherapie in Wien gab es damals bereits (!) –, aber dazu kam es nicht. Kneipp starb 1897.

Wer war Paracelsus?

In der Schweiz als Sohn eines Arztes geboren, gehört er zu den bedeutendsten Naturforschern und zu den genialsten

Ärzten des späten Mittelalters und der beginnenden Neuzeit. Er studierte an verschiedenen Universitäten. »Leben« ist für ihn ein naturwirklicher, gesetzmäßiger Prozeß, er sieht den Menschen, inmitten der Natur, als natürlichen Bestandteil des Weltganzen. Seine Überzeugung ist der Glaube an die wunderbaren Selbsthilfekräfte des Organismus. Neben dem Studium suchte er sein Wissen über die Naturheilkunde beim einfachen Volk, den Hirten und Bauern. Gerade die Heilkräuter schätzte Paracelsus besonders hoch ein und war der Ansicht, daß ihre Kraft und Wirkung durch nichts anderes zu überbieten sei. »Alle Wiesen und Matten, alle Berge und Hügel sind Apotheken«, sagte er.

Wer war Hippokrates?

Als Arzt und Begründer der griechischen Medizin – geboren 460 v. Chr. als Sohn eines Arztes auf der Insel Kos –, Zeitgenosse Platos, vertrat er die Ansicht, daß der Mensch eine Einheit sei von Körper, Geist und Seele. Und wenn nur in einem der Bereiche Erkrankungen oder Beschwerden aufträten, sei die Harmonie des Ganzen gestört. Den »ganzen« Menschen gelte es zu pflegen, und »der Arzt müsse die Kunst der Voraussicht pflegen« – das war eine seiner Maximen. Krankheiten entstehen nicht unmittelbar, sondern entwickeln sich oft langsam und unmerklich und treten häufig erst in viel späteren Jahren auf. Das hatte Hippokrates bereits erkannt und damit auf das »unmerkliche« Entstehen chronischer Krankheiten hingewiesen, die oft erst nach vielen Jahren Symptome zeigen. Wie später Paracelsus, vertrat auch Hippokrates den Standpunkt, daß »die Natur der wichtigste und beste Arzt sei«.

Weiterführende Literatur

Bischko, J., »Einführung in die Akupunktur«, Haug, 1981

Brüggemann, W., »Kneipp-Therapie«, Springer Verlag, 1980

Buttlar, J. v., »Die biologische Chance«, Mosaik, 1981

Dosch, P., »Lehrbuch der Neuraltherapie nach Huneke«, Haug, 1983

Gäbler, H., »Arzneipflanzen«, Müller & Steinicke, 1982

Herold, E., »Heilwerte aus dem Bienenvolk«, Ehrenwirth Verlag, 1984

Jarvis, D. C., »5 × 20 Jahre leben«, Hallwag, 1984

Karl, J., »Therapiekonzepte für Naturheilkunde«, Verlag Marczell, 1978

Köhnlechner, M., »Das große Buch der alternativen Heilmethoden«, Heyne, 1986

–, »Biologische Medizin heute«, Herbig, 1988

–, »Heilkräfte des Weines«, Knaur, 1978

–, »Knoblauch-Therapie«, Heyne, 1988

–, »Die sieben Säulen der Gesundheit«, Knaur, 1982

Kusztrich, I., »Kartoffel-Diät«, Mosaik, 1980

Leibold, G., »Biologische Ernährung«, Falken-Verlag, 1982

Lucas, H., »Das neue Gesundheitsbuch«, Südwest Verlag, 1980

Münzing-Ruef, I., »So heilt die Natur«, Heyne, 1984

Nöcker, R. M., »Heilerde«, Heyne, 1985

Poletti, Schlicher, Müller, »Heilkräftige Pflanzen«, Hädecke Verlag, 1983

Rauch, E., P. Kruletz, »Heilkräuterkuren«, Haug, 1985

Rauch, E., »Die Darmreinigung nach Dr. F. X. Mayr«, Haug, 1979

Reimann, J., U. Krötsch, »Vitamine«, Deutscher Apotheker Verlag, 1985

Scheller, E. F., »Langlebigkeit mit Paracelsus-Arzneien«, Haug, 1977

Schmidsberger, P., »Skandal Herzinfarkt«, Schulz Verlag, 1975

Scholz, H., »Mineralstoffe und Spurenelemente«, Paracelsus Verlag, 1980

Stühmer, R., »Natürliche Heilkräfte«, P&P Verlagsgesellschaft, 1987

Willfort, R., »Gesundheit durch Heilkräuter«, Trauner Linz, 1979

Stichwortregister